# CORPVS MEDICORVM GRAECORVM SVPPLEMENTVM

EDIDERVNT

ACADEMIAE BEROLINENSIS HAVNIENSIS LIPSIENSIS

IV

# RVFI EPHESII

## QVAESTIONES MEDICINALES

EDIDIT, IN LINGVAM GERMANICAM VERTIT, COMMENTATVS EST

HANS GÄRTNER

BEROLINI IN AEDIBVS ACADEMIAE SCIENTIARVM MCMLXII

# RUFUS VON EPHESOS

## DIE FRAGEN DES ARZTES AN DEN KRANKEN

HERAUSGEGEBEN, ÜBERSETZT UND ERLÄUTERT

VON

HANS GÄRTNER

AKADEMIE-VERLAG · BERLIN 1962

Erschienen im Akademie-Verlag GmbH, Berlin W 8, Leipziger Straße 3-4

Lizenznummer: 202 · 100/93/62
Satz, Druck und Bindung: IV/2/14 · VEB Werkdruck Gräfenhainichen · 1678
Bestellnummer: 2028/9 · ES 7 M · Preis: DM 42,– brosch.

# VORWORT

Die vorliegende Arbeit ist aus meiner Dissertation „Rufus von Ephesos: Die Fragen des Arztes an den Kranken (ἰατρικὰ ἐρωτήματα). Text und Kommentar" hervorgegangen, die im Wintersemester 1959/60 der Philosophischen Fakultät der Georg-August-Universität zu Göttingen vorgelegen hat.

Mein Dank gilt den Herausgebern des Corpus Medicorum Graecorum, die mir in dieser Reihe eine Möglichkeit zur Veröffentlichung boten. Darüber hinaus möchte ich die Gelegenheit ergreifen, allen zu danken, die mich durch Anregungen, Ratschläge und Kritik gefördert haben, in erster Linie meinen Göttinger Lehrern, Herrn Prof. K. Deichgräber und Herrn Prof. W. H. Friedrich. Zu großem Dank bin ich ferner Herrn Prof. K. Schubring und Herrn Dr. F. Kudlien verpflichtet, die Text und Übersetzung prüften und zahlreiche förderliche Hinweise gaben. Weitere Anregungen verdanke ich Herrn Prof. W. Richter und Herrn Dr. C. J. Classen. Herrn Prof. H. Diller, Herrn Prof. K. Schubring, Fräulein Dr. J. Kollesch und Herrn Dr. F. Kudlien bin ich für die Hilfe beim Lesen der Korrekturen verpflichtet. Ihnen allen sei an dieser Stelle herzlich gedankt.

Göttingen, Februar 1962 H. G.

## INHALTSVERZEICHNIS


*Literatur- und Abkürzungsverzeichnis* . . . . . . . . . . . 9

*Vorrede* . . . . . . . . . . . . . . . . . . . . . . 12

*Einleitung* . . . . . . . . . . . . . . . . . . . . 15

1. Beschreibung der Handschriften . . . . . . . . . . 15
2. Das Verhältnis der beiden Handschriften zueinander . 17
3. Die Darembergsche Ausgabe . . . . . . . . . . . . 18
4. Zum Titel der Schrift . . . . . . . . . . . . . . 19
5. Orthographisches . . . . . . . . . . . . . . . . 20

*Text und Übersetzung* . . . . . . . . . . . . . . . 24

*Kommentar* . . . . . . . . . . . . . . . . . . . . 48

1. Kapitel: Allgemeine Grundsätze der Befragung (§§ 1–10) . . . 48
2. Kapitel: Der Zeitpunkt des Beginns einer Krankheit und periodische Abläufe (§§ 11–14) . . . . . . . . . . . . . 55
3. Kapitel: Individualität und Gewohnheit (§§ 15–23) . . . . . . 59
4. Kapitel: Innere und äußere Ursachen von Krankheiten (§§ 24–27) 70
5. Kapitel: Schlaf, Schlaflosigkeit und Träume (§§ 28–33) . . . . 74
6. Kapitel: Angeborene Krankheiten (§§ 34–35) . . . . . . . . 78
7. Kapitel: Diät während der Krankheit. Nahrungsaufnahme und ihre Wirkung. Bevorzugte Speisen (§§ 36–40) . . . . 79
8. Kapitel: Die Bedeutung von Schmerzen und Schmerzäußerungen für die Diagnose (§§ 41–43) . . . . . . . . . . . . 83
9. Kapitel: Die Beschaffenheit des Leibes und die Verdauung (§§ 44–45) . . . . . . . . . . . . . . . . 85

10. Kapitel:
Tierbisse, besonders Bisse tollwütiger Hunde mit nachfolgender Hydrophobie (§§ 46–49) . . . . . . . . . . 86
11. Kapitel:
Kriegsverletzungen (§§ 50–62) . . . . . . . . . . . . 93
12. Kapitel:
Geographische und ethnographische Besonderheiten (§§ 63–71) . . . . . . . . . . . . . . . . . . . . . 98
13. Kapitel:
Rufus und Hippokrates (§§ 72–73) . . . . . . . . . . 102
*Indices* . . . . . . . . . . . . . . . . . . . . . . . . . 108

# LITERATUR- UND ABKÜRZUNGSVERZEICHNIS

M = Cod. Paris. Suppl. Graec. 637 (s. XV.)

Zahlen hinter dem Titel einer Schrift bezeichnen Buch und Kapitel bzw. Paragraphen. Zahlen in Klammern dahinter geben Seite(n) und, wenn nötig, Zeile(n) der maßgeblichen Ausgabe an.

Bei Autoren, die im CMG vorliegen, werden (mit Ausnahme der Werke Galens) der Kürze halber nur Bandzahl des betreffenden Autors, Seite und Zeile zitiert. So erscheint z. B. CMG VI 2,2 in der Form Orib . . . IV . . . R.

Herausgeber:

| | |
|---|---|
| B. | = Bardong (CMG Suppl. II) |
| D. | = Diels (CMG V 9,2) |
| Deichgr. | = Deichgräber (CMG V 10,2,4) |
| Dg | = Daremberg |
| D. R. | = Daremberg-Ruelle |
| H. | = Hude (CMG II²) |
| He. | = Hercher |
| Heib. | = Heiberg (CMG I 1; CMG IX 1.2) |
| Helmr. | = Helmreich (CMG V 9,1; Galeni scripta minora vol. III, Leipzig 1893) |
| Ilb. | = Ilberg (CMG IV) |
| K. | = Kühn |
| Kudl. | = Kudlien (CMG V 10,2,4) |
| Kw. | = Kühlewein (Hippocratis opera, 2 voll., Leipzig 1894 und 1902) |
| L. | = Littré |
| M. | = Marx (CML I) |
| Mew. | = Mewaldt (CMG V 9,1) |
| Nachm. | = Nachmanson (Erotian, Upsala 1918) |
| Ol. | = Olivieri (CMG VIII 1.2) |
| P. | = Puschmann (Alexander v. Tralles, 2 Bde, Wien 1878/79) |
| R. | = Raeder (CMG VI 1,1.2; 2,1.2; 3) |
| Sch. | = Schöne (Hipp. περὶ φαρμάκων, Rh. Mus. 73, 1924, 434–448) |
| Schm. | = Schmutte (CMG Suppl. III) |
| Vill. | = Villaret (Hipp. De natura hominis, Diss. Berlin 1911) |
| W. | = Wenkebach (CMG V 10,1; 10,2.1; 10,2.2) |
| Wellm. | = Wellmann (Dioscurides, 3 voll., Berlin 1907–1914) |
| West. | = Westermann |

Aken = A. F. Aken, Grundzüge der Lehre von Tempus und Modus im Griechischen. Rostock 1861

Berendes = I. Berendes, Paulos' von Aegina, des besten Arztes sieben Bücher übersetzt und mit Erläuterungen versehen. Leiden 1914

Bl.-D., NTGr = F. Blass- A. Debrunner, Grammatik des neutestamentlichen Griechisch. Göttingen 1961[11]

Burger = A. Burger, Les mots de la famille de ΦΥΩ en Grec ancien. Paris 1925

C. H. = Corpus Hippocraticum

Crönert = W. Crönert, Sprachliches zu griechischen Ärzten, eine Untersuchung über den Verfasser des griechischen Papyrus Lond. Nr. 155. Arch. f. Papyrusforschung 2, 1903, 475ff.

Deichgr., CMG = K. Deichgräber, Corpus Medicorum Graecorum. Abh. d. Ak. d. Wiss. Berlin 1957, Sekt. f. Alt. Wiss. 8

–, Emp. = Ders., Die griechische Empirikerschule. Sammlung der Fragmente und Darstellung der Lehre. Berlin 1930

–, Epid. = Ders., Die Epidemien und das Corpus Hippocraticum. Abh. d. Preuß. Ak. d. Wiss. 1933, phil.-hist. Kl. 3

–, Pr. = Ders., ΠΡΟΦΑCIC, eine terminologische Studie. Quellen z. Gesch. d. Nat.-Wiss. u. Med. 3, 1933, 211ff.

Deubner, AF = L. Deubner, Attische Feste. Berlin 1932 (1956)

Diels, Handschr. II = H. Diels, Die Handschriften der antiken Ärzte. Griech. Abt., 2. Teil. Berlin 1906

–, Dox. Gr. = Ders., Doxographi Graeci. Berlin 1879

Diepgen = P. Diepgen, Geschichte der Medizin I. Berlin 1949

Diller, Aer. = H. Diller, Die Überlieferung der hippokratischen Schrift ΠΕΡΙ ΑΕΡΩΝ ΥΔΑΤΩΝ ΤΟΠΩΝ. Philologus Suppl. 23,3 (1932)

–, De victu = Ders., Der innere Zusammenhang der hippokratischen Schrift de victu. Hermes 87, 1959, 39ff.

–, Wanderarzt = Ders., Wanderarzt und Aitiologe. Philologus Suppl. 26,3 (1934)

D. R. = Œuvres de Rufus d' Ephèse. Texte collationné sur les manuscrits traduit pour la première fois en Français, avec une introduction. Publication commencée par le Dr. Ch. Daremberg, continuée et terminée par Ch. Emile Ruelle. Paris 1879

Edelstein = L. Edelstein, ΠΕΡΙ ΑΕΡΩΝ und die Sammlung der hippokratischen Schriften. Problemata 4 (1931)

Fleischer = U. Fleischer, Untersuchungen zu den pseudohippokratischen Schriften ΠΑΡΑΓΓΕΛΙΑΙ, ΠΕΡΙ ΙΗΤΡΟΥ und ΠΕΡΙ ΕΥΣΧΗΜΟΣΥΝΗΣ. NDF 240 (10), 1939

Fraas = C. Fraas, Synopsis plantarum florae classicae. München 1845

Fredrich = C. Fredrich, Hippokratische Untersuchungen. Philol. Unters. 15 (1899)

Gomperz, Apologie = Th. Gomperz, Die Apologie der Heilkunst. Leipzig 1910[2]

Hohenstein = H. Hohenstein, Der Arzt Mnesitheos aus Athen. Diss. Berlin 1933

Ilberg, Rufus = J. Ilberg, Rufus von Ephesos. Ein griechischer Arzt in trajanischer Zeit. Abh. d. Sächs. Ak. d. Wiss. 1930, phil.-hist. Kl. 41,1

–, Soranos = Ders., Die Überlieferung der Gynäkologie des Soranos von Ephesos. Abh. d. Sächs. Ak. d. Wiss. 1910, phil.-hist. Kl. 28,2

K.-G., Gr. Gr. = R. Kühner-B. Gerth, Ausführliche Grammatik der griechischen Sprache, Hannover-Leipzig 1898/1904[3]

Köchling = J. Köchling, De coronarum apud antiquos vi atque usu. RVV XIV 2 (1914)

Müri = W. Müri, Arzt und Patient bei Hippokrates. Bern 1936

Nauhardt = W. Nauhardt, Das Bild des Herrschers in der griechischen Dichtung. NDF 255 (11), 1940

Nessel = D. Danielis de Nessel, Catalogus Bibliothecae Caesareae manuscriptorum, pars III. Vindobonae et Norimbergae 1690

Nilsson, GF = M. P. Nilsson, Griechische Feste von religiöser Bedeutung mit Ausschluß der attischen. Leipzig 1906

Norden, Urgesch. = E. Norden, Die germanische Urgeschichte in Tac. Germ., Leipzig-Berlin 1923[3]

Öhler = H. Öhler, Paradoxographi Florentini Anonymi opusculum de aquis mirabilibus. Diss. Tübingen 1913

Schmid, Att. = W. Schmid, Der Attizismus. Stuttgart 1887/97

Schonack = W. Schonack, Curae Hippocraticae. Diss. Königsberg 1908

Snell, Begr. d. Wiss. = B. Snell, Die Ausdrücke für den Begriff des Wissens in der vorplatonischen Philosophie. Philol. Unters. 29 (1924)

Usener, Göttern. = H. Usener, Götternamen. Bonn 1896

–, Heil. Handl. = Ders., Heilige Handlung. Arch. f. Religionswissenschaft 7, 1904, 281 ff.

Wellm., FMG = M. Wellmann, Fragmentsammlung der griechischen Ärzte I. Berlin 1901

–, Med. II = Ders., Zur Geschichte der Medicin im Alterthum II. Hermes 35, 1900, 349 ff.

–, Med. III = Ders., Zur Geschichte der Medicin im Altertum III. Hermes 47, 1912, 1 ff.

–, Pn. Sch. = Ders., Die pneumatische Schule bis auf Archigenes in ihrer Entwicklung dargestellt. Philol. Unters. 14 (1895)

# VORREDE

Wenn man bedenkt, daß medizin- und geisteswissenschaftlich höchst interessante Werke zahlloser antiker Ärzte infolge der Launenhaftigkeit, die in unserer Überlieferung obwaltete, überhaupt nicht oder nur in kümmerlichen Fragmenten auf uns gekommen sind, so ist es äußerst überraschend, unter dem Erhaltenen das kleine Werk zu finden, mit dessen Textgestaltung und Erläuterung sich die vorliegende Arbeit befaßt: Hatte doch die Schrift in mehrfacher Hinsicht wenig Aussicht, weit verbreitet oder gar über die Antike hinaus gerettet zu werden. Galens gewaltiges Werk, das im Grunde eine Enzyklopädie der gesamten ärztlichen Wissenschaft seit ihren Anfängen bis in das zweite Jahrhundert nach Christus darstellt, verdunkelte den Ruhm aller kleineren, sogar der annähernd gleichwertigen und in mancher Beziehung überlegenen Darstellungen und ließ sie, zum Teil unbilligerweise, rasch in Vergessenheit geraten. Das war das Schicksal der ungemein reichhaltigen Produktion der kaiserzeitlichen Ärzteschulen bis auf Rufus – und auch dieser Arzt wurde weitgehend davon betroffen.

Hinzu kommt die Tatsache, daß sich Rufus in einer Zeit, zu der sich die Forderungen strengster attizistischer Grammatiker durchgehend auch auf dem Gebiet der wissenschaftlichen Prosa Geltung verschafft haben, einer Sprache bedient, die zwar in allen wesentlichen Punkten attisch genannt zu werden verdient, daneben aber doch in gewissem Umfang Einflüsse des Koine-Sprachgebrauchs aufweist, wie sie um 100 n. Chr. und in der darauffolgenden Zeit kaum noch geduldet werden. Auch Hiate werden, im Unterschied zu Galen, nicht streng vermieden.

Was jedoch der Verbreitung der ἰατρικὰ ἐρωτήματα am meisten im Wege stehen mußte, war der allgemeine Charakter der Schrift. Gemeint als ein Vademecum der Anamnesetechnik für den praktischen Arzt, beschränkt sie sich darauf, an Beispielen aus den wichtigsten Gebieten der Medizin die Notwendigkeit der Befragung zu verdeutlichen. Dabei schließt selbstverständlich das Bestreben, in möglichst vielfacher Hinsicht den Nutzen der Fragemethode aufzuweisen, ein gründlicheres

Eingehen auf die einzelnen Gebiete von vornherein aus. In einer Zeit aber, die in steigendem Maße Interesse daran hatte, das Wissen in der Form systematischer Handbücher und bequemer Kompilationen zugänglich zu finden, war der Leserkreis für solche andeutenden, aber keine speziell anwendbare Lehre bietenden Schriften naturgemäß äußerst begrenzt. Antike Nebenüberlieferung, selbst Testimonien, gibt es nicht; nach dem eben Ausgeführten läßt sich sagen: verständlicherweise.[1]

In der Neuzeit blieb Rufus infolge der allgemeinen Wertschätzung, deren sich Galen erfreute, weitgehend unbeachtet. Das ist trotzdem etwas befremdlich, weil ja mindestens zwei Werke, die „Nieren- und Blasenkrankheiten" und das „Onomastikon", früh bekannt und ediert wurden.[2] Nach der Herausgabe der kleineren Schriften und Exzerpte war es nicht mehr als billig, daß Ilberg eine kleine Monographie über Rufus verfaßte und einer objektiveren Beurteilung des Mannes den Weg bahnte, der bisher bestenfalls als ein recht begabter Anatom gegolten hatte.[3] So wurde es möglich, Rufus in modernen Darstellungen der Medizingeschichte eine gerechtere Würdigung zuteil werden zu lassen, bei der seine Vielseitigkeit gebührend betont wurde. Das ist z. B. von Diepgen geschehen. Manches von dem, was Diepgen (118f.) im Rahmen seines Werkes nur skizzieren konnte, wird in der vorliegenden Arbeit im einzelnen seine Bestätigung finden, indem versucht wird, in einem erläuternden Kommentar zu den ἰατρικὰ ἐρωτήματα die Stellung des Ephesiers innerhalb der antiken Medizin zu bestimmen und gleichzeitig ein Bild von der Persönlichkeit des Mannes zu vermitteln, von dem U. v. Wilamowitz-Moellendorff sagen konnte[4]: „Wir kennen auch jetzt schon in Rufus von Ephesos einen auffällig frischen Schriftsteller."

Das gesammelte Parallelenmaterial erhebt keinen Anspruch auf auch nur annähernde Vollständigkeit. Es werden lediglich Stellen, vor allem aus dem Corpus Hippocraticum und aus Rufus' übrigen Werken, beigebracht, welche die Geschlossenheit im Denken des Ephesiers verdeutlichen sollen. Sprachliche Probleme finden in den Anmerkungen zum Kommentar ihre Berücksichtigung.

[1] Erst Ibn abi Uṣaibi'a erwähnt die Schrift überhaupt.

[2] Zu den früheren Ausgaben vgl. D. R., Préface 2–5 (X-XLVIII).

[3] Eine Ausnahme bildet R. Fuchs in Neuburger-Pagel, Handbuch der Geschichte der Medizin I (Jena 1902) 368ff. Hinzuweisen ist noch auf die (allerdings mit Irrtümern durchsetzte) Einleitung zu der guten englischen Übersetzung der ἰατρικὰ ἐρωτήματα von A. J. Brock: Rufus of Ephesus. On the Interrogation of the Patient, in: Library of Greek Thought ed. by E. Barker, London and Toronto 1929, 112ff.

[4] Die griechische Literatur des Altertums, in: Die Kultur der Gegenwart I 8$^3$, 251f.

Die Echtheitsfrage erledigt sich, wie ich glaube, angesichts der inhaltlichen und sprachlichen Parallelen zu den anderen, für Rufus gesicherten Werken.[1] Ich habe deshalb darauf verzichtet, in der Einleitung dazu Stellung zu nehmen.

[1] Schon Daremberg hätte diese Frage entscheiden können. Sein Urteil (Préface XXVI) ist zu vorsichtig.

## EINLEITUNG

### 1. Beschreibung der Handschriften

Nur zwei Handschriften haben die Schrift ἰατρικὰ ἐρωτήματα des griechischen Arztes Rufus von Ephesos erhalten.[1] Damit sind die Bemühungen um die Herstellung des Textes von vornherein auf eine sehr schmale Basis gestellt.

M Der Codex Parisinus Suppl. Graec. 637 (M) stammt aus dem 15. Jahrhundert. Seine Herkunft läßt sich nicht weit zurückverfolgen. Es steht lediglich fest, daß er 1842 von Minoides Mynas im Vorderen Orient erworben wurde, bis zum Tode des Käufers in dessen eigenem Besitze blieb und 1864 in die damalige Bibliothèque Impériale (jetzt Bibliothèque Nationale) in Paris überführt wurde.[2]

Der Codex ist in Minuskeln geschrieben. Er enthält in der Hauptsache medizinische Schriften, darunter Werke des C. H., des Theophilos und Aetios. Die Schrift des Rufus beginnt p. 65v und bricht p. 66v ab, weil die Reihenfolge der Blätter gestört wurde. Fortsetzung und Schluß sind auf den Seiten 53 bis 55 erhalten. Wie das Schriftbild erweist, sind die ἐρωτήματα und die vorangehenden und anschließenden Schriften von ein und derselben Hand geschrieben worden. Der Schreiber hat im großen und ganzen äußerst sorgfältig gearbeitet. Obwohl die Schrift „individuell" genannt zu werden verdient, handelt es sich doch nicht um eine ausgesprochene Kursive. Die einzelnen Buchstaben sind weitgehend voneinander abgesetzt und stehen fast genau senkrecht. Gegen Ende wird die Schrift etwas größer und undeutlicher.

Der Schreiber verwendet die geläufigen Kürzungszeichen, aber nicht durchgehend. So werden μέν und δέ nur manchmal abgekürzt, häufig dagegen ausgeschrieben. Entsprechend steht es mit den Endungen -αν, -ον, -ων, -αι usw. Der Titel der Schrift (vgl. S. 18) sowie eine Reihe von Buchstaben am Anfang neuer Paragraphen (§§ 1, 11, 15 [μέγιστον], 18, 29 [ἐδόκει], 31, 32, 63 [τὸ μὲν γάρ]) sind mit andersfarbiger Tinte in der Art von Initialen besonders sorgfältig ausgeführt.

[1] Vgl. Diels, Handschr. II 90.

[2] Vgl. H. Omont, Minoide Mynas et ses missions. Mém. de l'Acad. des Inscr. XL (1916) 400; 416. Den Hinweis verdanke ich Ch. Astruc von der Bibl. Nat. zu Paris.

Bisweilen aber, z. B. § 15 (ὡσαύτως), § 16 (τοῦτο δέ und τὰ δὲ καί), § 46 (καὶ δεῖσαι) wird mitten im Satz ein Anfangsbuchstabe derartig hervorgehoben, weil der Zusammenhang offenbar nicht verstanden wurde·

An Satzzeichen finden sich Kolon, Punkt und Komma, ohne daß man sagen könnte, ihre Verwendung sei immer sinnvoll. Akzente und Spiritus sind immer und meistens auch richtig gesetzt. Verschreibungen und nachträgliche Korrekturen fehlen so gut wie vollständig. Lücken zeigen sich im Text, wie der Zusammenhang ergibt, nur in § 4 und § 41. Vom Schreiber wurden sie offenbar nicht bemerkt, da der Text fortlaufend weitergeschrieben ist.

M ist ziemlich reich an orthographischen Fehlern. In erster Linie handelt es sich dabei um Fehler im Vokalismus, wie sie in byzantinischen Handschriften häufig sind (vgl. S. 22). Gegen Ende der Schrift nehmen Wortumstellungen zu, die aber in den meisten Fällen behoben werden können.

V Der zweite Textzeuge ist der Codex Vindobonensis Med. 8 (V), der ebenfalls aus dem 15. Jahrhundert stammt, aber etwas jünger sein muß, wie die Prüfung der Handschriftenabhängigkeit erweisen wird. Über seine Herkunft und sein Aussehen gibt am besten die Beschreibung Auskunft, die Nessel (21) bietet[1]: „Codex manuscriptus Medicus Graecus est chartaceus antiquus, in folio, constatque foliis trecentis septuaginta sex, et ab Augerio Busbeckio, ut ipse solita propriae manus inscriptione testatur, olim fuit comparatus Constantinopoli." Busbeck war in den Jahren 1558 bis 1562 Gesandter des Kaisers am türkischen Hofe, und so läßt sich das „olim" mit großer Wahrscheinlichkeit auf diesen Zeitraum einengen. Der Codex enthält neben den Schriften des Parisinus noch eine Reihe von Werken verschiedener Kirchenväter und weitere medizinische Texte, darunter die Kompilation des Paulos von Aigina. Die Schrift des Rufus steht auf den Seiten 283r bis 287v.

Die Handschrift des Schreibers verdient eher die Bezeichnung Kursivschrift. Sie ist etwas nach rechts geneigt, dicht gedrängt und sehr unterschiedlich in der Größe der Buchstaben. Stellenweise bereitet das Lesen große Schwierigkeiten. Von Satzzeichen und Akzenten gilt das gleiche wie bei M. Der Text ist im übrigen sehr flüchtig geschrieben. Streichungen und Korrekturen, aber offenbar alle von erster Hand, finden sich häufig. Die Flüchtigkeit des Schreibers hat zu einer Reihe von Fehlern geführt, deren Ursache nicht im Vorhandensein einer anderen Vorlage, die diese Fehler oder wenigstens einen Teil von ihnen schon enthalten hätte, liegen dürfte.

[1] Herrn DDr. Fr. Unterkircher von der Österr. Nationalbibl. danke ich für seine Hinweise und Auskünfte.

## 2. Das Verhältnis der beiden Handschriften zueinander

Beim Vergleich der Lesarten beider Handschriften stellt sich heraus, daß V alle Fehler von M ausnahmslos wiederholt und daß zusätzlich neue Auslassungen und Entstellungen auftreten. Man kann aufgrund dieses Befundes bereits sagen, daß eine ziemlich enge Verwandtschaft zwischen M und V bestehen dürfte. Die genauere Prüfung einiger Sonderfehler von V liefert aber den Nachweis dafür, daß M die direkte Vorlage des Vindobonensis gewesen sein muß. In § 12 bietet V: καὶ μὲν δὴ πρὸς τὴν ὅλην διάγνωσιν ἐξαρκεῖ γὰρ τῆς νόσου κτλ. Die Anordnung der Wörter in M bot offenbar Anlaß zu diesem Versehen. διάγνωσιν steht in zwei aufeinanderfolgenden Zeilen genau untereinander.

§ 21: Der Text von V hat eine Lücke von 71 Buchstaben (das entspricht der durchschnittlichen Zeilenlänge von M). Verursacht wurde die Auslassung durch die Homoioteleuta νοσῆσαι und ἐκμελετῆσαι, die in M wieder übereinanderstehen.

§ 32: Dieser Abschnitt fehlt in V. Da § 31 und § 32 beide mit dem Wort νόσος enden, das in M wieder an der gleichen Stelle zweier aufeinanderfolgender Zeilen steht, erklärt sich der Fehler wie die vorigen.

§ 36: V bietet: οὐχ ὁπότε καὶ εἰς θεραπείαν ἐπισκεφθέντα ὑγιαίνει. Hier ist der Fall ziemlich eindeutig. ὁπότε steht in M am Ende der Zeile, die mit καὶ εἰς beginnt.

Es wäre ein merkwürdiges Zusammentreffen, wenn V eine andere Vorlage gehabt hätte, in der ja dann an derselben Stelle Zeilenschluß vorgelegen haben müßte. Da aber dieser Fall immerhin nicht vollkommen ausgeschlossen ist, muß versucht werden, durch weiteren Vergleich der Handschriften die erste Theorie der direkten Abhängigkeit zu erhärten. Es folgen daher einige Fehler von V, die ihren Ursprung in orthographischen Eigenheiten von M haben.

§ 15 (30,2): ἀνεπιτηδείως M: – δεῖα V. In M ist das Zeichen für – ως ( ℒ ) ziemlich nachlässig geschrieben, so daß bei flüchtigem Lesen der Eindruck entstehen konnte, es handele sich um ein hochgestelltes α.

§ 22 (32,10): καὶ παρ' M: ὁ παρ' V. Gewöhnlich wird καί in M durch ὧ abgekürzt. An dieser Stelle ähnelt das Kompendium stark einem o und wurde vom Schreiber des Codex V entsprechend aufgefaßt.

§ 36 (36,16): διῃτᾶτο M: μὴ ταῦτα V. Die Entstellung findet ihre Erklärung im Schriftbild von M: ΔΙ Ητα$^{το}$.

In diesen Zusammenhang gehört auch die Neigung des Schreibers von V, das Kürzungszeichen ττ (– εῖν) falsch zu -ῶν aufzulösen (40,18.21; 42,19; 46,12). Ein Vergleich der fraglichen Stellen zeigt, daß dieser Vorgang nur dort eintritt, wo in M die Abkürzung verwendet ist.

Auch eine merkwürdige Entstellung des Titels der Schrift in V erklärt sich aus einer Besonderheit von M. Dort steht die Überschrift nicht über dem Text, sondern seitlich am Rande (aber von erster Hand). Die Wörter sind teilweise weit auseinandergezogen und gesperrt, etwa folgendermaßen:

ρο̌<br>
φου<br>
τ(?) ὄ<br>
ἰατρ<br>
ια τρικα<br>
ερω<br>
τη<br>
$\mu^{\tau}$

Der Schreiber von V wußte mit dem Wort ἰατρικά offenbar nichts anzufangen, sondern faßte den letzten Teil als Fortsetzung von ἐρωτημ- auf (die Endung ist undeutlich abgekürzt) und bildete das unsinnige Wort ἐρωτηματικά. Das weiter links stehende übriggebliebene ια- verstand er nun erst recht nicht mehr, setzte es aber vorsichtshalber hinter seinen Titel: ῥούφου ἰατροῦ ἐρωτηματικὰ ια.[1]

Da mit dieser Untersuchung die Wertlosigkeit des Codex V erwiesen sein dürfte, scheidet er aus der weiteren Betrachtung aus. Die Textgestaltung hängt somit allein von M ab, weil uns jede Nebenüberlieferung (etwa durch byzantinische Exzerpte) fehlt. M selbst ist ein relativ später Textzeuge, der nur mit Zurückhaltung ausgewertet werden darf. Das impliziert wiederum mit ziemlich hoher Wahrscheinlichkeit, daß überall dort, wo der Text stärkere Verderbnisse aufweist, nicht immer die richtige Lesart gewonnen werden kann. Denn die Konjekturalkritik stößt bisweilen bei einem stilistisch etwas eigenwilligen Autor wie Rufus auf Schwierigkeiten.

## 3. Die Darembergsche Ausgabe

Im Unterschied zu den anderen Werken des Ephesiers wurden die ἐρωτήματα bisher nur ein einziges Mal ediert. Als Daremberg[2] daranging, eine Gesamtausgabe der Werke des Rufus vorzunehmen, berücksichtigte er auch die bis dahin stiefmütterlich behandelte Schrift über

[1] Das sollte insofern Konsequenzen haben, als Nessel (22) den Titel von V folgendermaßen wiedergibt: Rufi Ephesii Erotemata Medica undecim.

[2] Eine feine Würdigung der Verdienste Darembergs aus neuester Zeit findet sich bei W. Artelt, Die Salernoforschung im 17., 18. und 19. Jh., Sudh. Arch. 40, 1956, 219 ff. (Hinweis von Herrn Prof. Deichgräber).

die Anamnesetechnik. Die notwendigen Kollationen führte er selbst durch. Eine Reihe ausgezeichneter Konjekturen stammt ebenfalls von ihm. Leider starb Daremberg, ehe die Ausgabe erscheinen konnte. Die Mängel der von Ruelle fortgeführten Edition erklären sich wohl zum größten Teil durch das Ausscheiden des Initiators. Zu den Oberflächlichkeiten und Unstimmigkeiten, welche die Ausgabe in ihrer heutigen Gestalt aufweist, gehören das Fehlen der Anmerkungen, die z. T. angekündigt sind, aber nicht erscheinen (z. B. 196 im kritischen Apparat), die mangelhafte Auswertung der Überlieferung, besonders in den ἐρωτήματα, und eine Reihe ungenauer Lesungen, die zu unnötigen Schwierigkeiten bei der Gestaltung des Textes führten. Allein zu der vorliegenden Schrift lassen sich etwa 40 Stellen beibringen, wo die tatsächliche Lesart der Handschriften von der in der Darembergschen Ausgabe angeführten abweicht. Allerdings besitzt das nicht in allen Fällen größere Bedeutung, da es sich oft nur um unwichtige Varianten von V handelt. Auf jeden Fall bestand die Forderung Ilbergs (Rufus 15) zu Recht, es müsse eine Nachvergleichung der Handschriften durchgeführt werden.

Trotz dieser Kritik im einzelnen bleibt es Darembergs Verdienst, den an vielen Stellen korrupten Text durch seine Emendationen lesbar gemacht zu haben, und so wird sein Name häufig im kritischen Apparat erscheinen.

## 4. Zum Titel der Schrift

Der Titel der Schrift basiert allein auf der handschriftlichen Tradition. Wir haben also mit der Möglichkeit zu rechnen, daß er spätere Zutat ist. Es ist nicht ausgeschlossen, daß Rufus die Schrift etwa πῶς χρὴ τὸν νοσοῦντα ἐρωτᾶν oder περὶ τῶν τοῦ ἰατροῦ ἐρωτημάτων nannte.

Es wäre nun sehr angenehm, aus dem Altertum weitere derartige Schriften zu kennen. Aus einschlägiger Sekundärliteratur gewinnt man zunächst den Eindruck, als seien zwei solche Werke, von den Herophileern Kallimachos und Kallianax nämlich, bezeugt. Leider erweisen sich die diesbezüglichen Angaben als höchst unzuverlässig.

M. Wellmann (Med. II 382f.) schließt aus der polemischen Partie bei Rufus (§ 21; 30,28–32,10), daß Kallimachos ein Werk ähnlich dem vorliegenden verfaßt habe. Nur schreibt Rufus schlechterdings nichts davon. Vielmehr spricht der Zusammenhang, in dem der Name des Bithyniers fällt, geradezu dagegen, daß seine Schrift ἰατρικὰ ἐρωτήματα betitelt war. Selbst wenn man annimmt, Kallimachos habe dem Gebiet eine besondere Abhandlung gewidmet, so muß, dem Rufuszitat zufolge, ihre Tendenz polemisch gewesen sein, was in dieser Zeit auch im Titel zum Ausdruck gekommen sein dürfte. Mir ist es viel wahrscheinlicher anzunehmen, Kallimachos sei gelegentlich der Beschäftigung (z. B. Kommentierung) mit älterer Literatur (C. H.? Vgl. Komm. 65 und 66,1) auf diese Zusammenhänge eingegangen. Wenn das auch bei dem kümmerlichen Stand der Überlieferung Hypothese bleiben muß, so ist doch zunächst daran festzuhalten, daß eine Abhandlung ἰατρικὰ ἐρωτήματα noch viel weniger nachzuweisen ist.

H. Gossen (RE X 2, 1647) möchte sogar den Titel für das bei Erotian (4,24–27 Nachm.) bezeugte Hippokratesglossar in Anspruch nehmen. Ein Blick auf den Erotiantext genügt allerdings, um klarzumachen, daß ein solches Werk bestenfalls Titel wie ἐξηγήσεις oder περὶ τῶν παρ' Ἱπποκράτει λέξεων getragen haben kann.

Diese Zeugnisse entfallen also. Nicht viel besser steht es mit dem Werk des Kallianax. Urheber des Irrtums ist M. Wellmann (Med. II 383). H. Gossen (dem die RE überhaupt eine Reihe auffallend schlechter Artikel verdankt) übernahm die Notiz (RE X 2,1613). Die einzige „Quelle" ist Galens Kommentar zu Hipp. Epid. VI (CMG V 10,2,2, 203,18–26 W.) = Deichgr., Emp. Fr. 357 (245,14–23). Dort ist von dem angemessenen Verhalten des Arztes am Krankenbett, namentlich von der Zurückhaltung in allen Äußerungen, die den Patienten beunruhigen können, die Rede. Als Musterbeispiel verantwortungslosen Benehmens erwähnt Galen Kallianax' Auftreten in zwei Fällen. Er kennt die Anekdoten durch Vermittlung des Zeuxis, der sie bei Bakcheios in den ἀπομνημονεύματα Ἡροφίλου τε καὶ τῶν ἀπὸ τῆς οἰκίας αὐτοῦ fand.[1] Mehr verrät der Text nicht. Der Sachverhalt dürfte, wie der Titel der Schrift des Bakcheios angibt, folgender sein: Bakcheios schrieb eine Sammlung von Begebenheiten und Krankengeschichten, die sich auf den Schulgründer und seine αἵρεσις bezogen, wo auch derartige Anekdoten berichtet wurden. Es ist schlechterdings absurd, eine Schrift ἰατρικὰ ἐρωτήματα für Kallianax zu postulieren, in der sich dieser Arzt seiner eigenen abgeschmackten Bonmots gerühmt haben müßte.

Somit werden m. E. die beiden Behauptungen hinfällig. Andere Zeugnisse sind mir bislang nicht bekannt geworden. Was Rufus betrifft, so sollte man wohl, solange keine schwerwiegenden Gründe dagegensprechen, bei der handschriftlich gegebenen Benennung bleiben, zumal der knappe Titel zum Charakter der Schrift ausgezeichnet paßt.

## 5. Orthographisches

1. Elision:

Nach dem Zeugnis von M, dem die Ausgabe folgt, werden auslautende Vokale nicht konsequent vor anlautenden elidiert. Meistens

[1] Versehentlich wird bei Deichgr., Emp. 349 und 353 diese Schrift sowohl für Bakcheios wie für Kallianax angeführt.

tritt Elision nur bei den Präpositionen κατά, ἀπό, ἐπί, διά, παρά und μετά ein, in einigen Fällen auch bei δέ, ἐνθένδε, οὐδέ und ἀλλά. Auslautendes ο der 3. Pers. Sing. ist nur ein einziges Mal (δύναιτ' ἄν 30,27) elidiert.

2. Krasis:

Auch Krasis tritt nicht überall dort auf, wo sie zu erwarten wäre. Nur καί wird häufiger mit Wörtern, die mit ε oder α anlauten, verschmolzen: κἀνθένδε (32,17), κἀκ (34,15), κἄξ (38,17), κἄν (42,5), κἀν (44,21). In einem Falle tritt Krasis bei τό vor ε ein: τοὐπίπαν (28,21).

3. ν ephelkystikon:

Dieser Buchstabe wird überall dort geschrieben, wo seine Auslassung den Wohlklang stören würde. Eine Abweichung von dieser Regel findet sich nur 40,2f. δίεισι. Εἰς bei schwerer Interpunktion. Der umgekehrte Fall eines abundierenden ν tritt 42,17 bei ἔσχεν φανερόν auf, dürfte aber dort durch das überflüssige οὗτος bedingt sein und sollte somit getilgt werden.

4. οὕτω(ς):

ς wird nahezu konsequent ausschließlich zur Vermeidung eines Hiates angefügt. In drei Fällen abundiert es: οὕτως τι (24,16), οὕτως δέ (32,30) und οὕτως νοσεῖν (46,3f.).

5. σσ und ττ:

Der Gebrauch der Formen schwankt, wie auch die übrigen Schriften und Fragmente bezeugen: γλώττῃ (24,9), γλώττης (26,4.10) gegenüber γλῶσσαι (24,14), γλώσσῃ (26,15), γλῶσσα (34,6), ὁμογλώσσου, -γλωσσον (26,23). Rufus gebraucht πέττεται, πέττοντι (36,31; 38,2), aber φυλάσσειν (28,3), λυσσῶν (40,5), λυσσῶντος (40,13), ῥήσσουσι (42,28), ἐπύρεσσε (44,27) und ἧσσον (28,8; 30,18; 32,27).

6. γιγν- und γιν-:

Beide Formen begegnen nebeneinander: γίγνεσθαι (26,5), διαγινώσκοιτο (26,8), γιγνώσκοιμεν (32,15), γινώσκεσθαι (32,21), γινομένων (32,31), ἐγγίγνεσθαι (36,4), γιγνώσκειν (36,22; 46,14).

7. ὀστέον und ὀστοῦν:

ὀστῷ (42,10), ὀστοῦν (42,12.24), ὀστέον (42,14.22), ὀστέῳ (44,4).

In allen diesen Fällen richtet sich die Ausgabe nach der Schreibung der Handschrift M.

8. Zur Entlastung des kritischen Apparates folgt eine Aufstellung leichterer orthographischer Fehler von M:

a) Itazismus:

ει st. οι: παραλέλειπε (36,19)
ει st. ι: ἀπορεία (38,13)
η st. ει : ἡ st. εἰ (34,7); ἧ st. εἴη (42,10)
ι st. ει : θεραπίαν (36,12); ἀποκτίνει (44,12)
ι st. η : διχθέντος (40,23)
ι st. οι : ὁμίαν (38,2)
ι st. υ : κρίπτεται, κριφθέντα (40,26; 27)
οι st. ι : τοι st. τι (34,5.7; 38,22; 42,31)
υ st. ει : ἔμπυρον (40,29); ὀξὺ st. ὀξεῖ (34,26)

b) Kurzvokale statt langer und umgekehrt:

ἀνιόμενος (26,7), οἱμοζόντων (38,21), τό st. τῷ (26,22; 36,1), ἀπωλέσθαι (40,18).

c) Haplographie von Doppelkonsonanten:

συλογίζεσθαι (34,15), μέλη st. μέλλοι (44,26), ἐλεβόρω, -βόρων (40,10; 46,9), θαρῶν (26,7) ὑπορήγνυται (42,14), ἐπύρεσε (44,27), πέτοντι (38,2).

d) Verdoppelung einfacher Konsonanten:

μασσομένω st. μασω- (38,1), ἀρρα- in 'Αραβία und Ableitungen (44,22.25; 46,3).

e) λάβρος erscheint stets als λαῦρος: 28,9 und 34,29.

f) Sonstiges (Verschreibungen, Auslassungen usw.):

προεληλυθάσι (28,8), συμπεπώκει st. -πτώκει (36,11), προσαγάγη st. -γωγή (40,7), πητροσέλινον (40,9), χρόνει st. χρόνῳ (44,19), ἐγκυτάτω (44,6).

# ΡΟΥΦΟΥ ΤΟΥ ΙΑΤΡΟΥ
# ΙΑΤΡΙΚΑ ΕΡΩΤΗΜΑΤΑ

# RUFUS VON EPHESOS
# DIE FRAGEN DES ARZTES AN DEN KRANKEN

# ΡΟΥΦΟΥ ΤΟΥ ΙΑΤΡΟΥ

## ΙΑΤΡΙΚΑ ΕΡΩΤΗΜΑΤΑ

195 D. R.

1 1. Ἐρωτήματα χρὴ τὸν νοσοῦντα ἐρωτᾶν, ἐξ ὧν ἂν καὶ διαγνωσθείη
2 τι τῶν περὶ τὴν νόσον ἀκριβέστερον καὶ θεραπευθείη κάλλιον. πρῶτον δὲ ἐκεῖνο ὑποτίθημι τὰς πεύσεις αὐτοῦ τοῦ νοσοῦντος ποιεῖσθαι. μάθοις γὰρ ἂν ἐνθένδε ὅσα τε κατὰ γνώμην νοσεῖ ἢ ὑγιαίνει ὁ ἄνθρωπος καὶ ῥώμην αὐτοῦ καὶ ἀσθένειαν, καὶ τίνα ἰδέαν νόσου καὶ τίνα τόπον πεπονηκὼς ⟨εἴη⟩. εἰ μὲν γὰρ ἐφεξῆς τε ἀποκρίνοιτο καὶ μνημονικῶς καὶ τὰ εἰκότα καὶ μηδαμῇ σφαλλόμενος μήτε τῇ γλώττῃ μήτε τῇ γνώμῃ καὶ εἰ καθ' ὁρμὴν τὴν οἰκείαν, — εἰ μέν ἐστιν ἄλλως κόσμιος, πράως καὶ
196 κοσμίως, ὁ δ' αὖ | φύσει θρασὺς ἢ δειλὸς θρασέως ἢ δεδοικ⟨ότ⟩ως — τοῦτον μὲν χρὴ νομίζειν τά γοῦν κατὰ γνώμην καλῶς ἔχειν. εἰ δὲ καὶ ἄλλα σὺ μὲν ἐρωτᾷς, ὁ δὲ ἄλλα ἀποκρίνοιτο καὶ εἰ μεταξὺ λέγων ἐπιλανθάνοιτο, αἱ δὲ τρομώδεις καὶ ἀσαφεῖς γλῶσσαι καὶ αἱ μεταστάσεις ἀπὸ τοῦ ἀρχαίου τρόπου πρὸς τὸ ἐναντίον, πάντα ταῦτα παρακρουστικά. καὶ κώφωσις
3 δὲ τοῦ κάμνοντος οὕτως τι σημαίνεται. χρὴ δὲ εἰ μὴ ἀκούοι προσανερωτᾶν τοὺς παρόντας, ἆρά γε καὶ πρόσθεν ὑπόκωφος ἦν ἢ διὰ τὴν παροῦσαν νόσον· τοῦτο γὰρ πρὸς τὴν διάγνωσιν μέγα δύναται.

Sim.: 6 κατὰ γνώμην νοσεῖ: Hipp. Aph. II 6 (IV 470,18 L.) 7 ῥώμην – ἀσθένειαν: § 4 (26,1–3) ἰδέαν νόσου: § 4 (26,3); Hipp. Nat. Hom. 2 (27, 8s. Vill. = VI 36,4 L.); Thuc. II 51,1 7s. καὶ τίνα – ⟨εἴη⟩: Ruf. ap. Orib. Coll. med. XLV 30,73 (III 196,35–39 R.); Marcell. Puls. 459,138–145 Sch. 9 μήτε – γνώμῃ: Hipp. Off. 1 (II 30,6 Kw. = III 272,4 L.) 10s. εἰ μέν – δεδοικ⟨ότ⟩ως: Hipp. Prorrh. I 44 (V 522,6 L.) = Coac. 51 (V 596,11s. L.)

1 ἰατροῦ] Ἐφεσίου Dg 3 ἐρωτήματα *deleverit* Deichgr. ἐξ ὧν] ἐρῶν M: *corr.* Dg 7s. καί τινα ἰδέαν νόσου καί τινα τόπου πεπονηκότος M: *corr.* Deichgr. 8 ὑποκρίνοιτο M: *corr.* Dg 9 οἰκότα M: *corr.* Dg 11 ὁ] εἰ *coni.* Dg, *fort. recte* δεδοικώς M: *corr.* Dg 12 καλῶς] πράως M: *corr.* Dg 14 αἱ δὲ ⟨αὖ⟩ *maluit* Dg: αἵ τε *coni.* Diller αἱ σαφεῖς M: *corr.* Dg ἀπὸ] ἐπὶ M: *corr.* Dg 15 κώφωσιν M: *correxi* 16 σημήνηται M: σημαίνεσθαι Dg: *correxi* ἀκούειν M: *corr.* Dg

## RUFUS VON EPHESOS

# DIE FRAGEN DES ARZTES AN DEN KRANKEN

1. Fragen muß man dem Kranken stellen, aufgrund deren man 1
manches, was mit der Krankheit zusammenhängt, sowohl genauer
erkennen als auch besser behandeln kann. Zuerst gehe ich davon 2
aus, die Fragen an den Kranken selbst zu richten; denn daraus kann
man erfahren, wieweit der Patient geistig krank oder gesund ist, ferner
seine Kraft und Schwäche, schließlich, an welcher Art von Krankheit
und an welcher Stelle (des Körpers) er leidet. Wenn er nämlich der
Reihe nach antwortet und mit gutem Gedächtnis und das Angemessene,
obendrein nirgends sprachlich oder geistig versagt, wenn er zudem
seinem Temperament entsprechend antwortet, – d. h., antwortet er,
wenn er sonst von gutem Betragen ist, sanft und bescheiden, wer
dagegen von Natur grob oder feige ist, forsch oder furchtsam, – so
muß man von diesem Patienten annehmen, daß sein Geisteszustand
normal ist. Ist es dagegen so, daß du etwas fragst, er aber etwas anderes
antwortet, daß er mitten im Sprechen vergißt, (was er sagen wollte,)
und daß seine Sprache schwankt und undeutlich ist und die (oben
erwähnten) Veränderungen von seiner früheren Art in ihr Gegenteil
auftreten, so spricht das alles für Delirium.

Aber auch Schwerhörigkeit des Patienten wird auf diese Weise 3
unter Umständen angezeigt. Man muß, wenn er nicht hört, zusätzlich
die Anwesenden fragen, ob er schon vorher etwas schwerhörig war oder
(ob er es erst) infolge der jetzigen Krankheit (geworden ist); denn das
ist für die Diagnose von großer Wichtigkeit.

4 Ῥώμην δὲ καὶ ἀσθένειαν τοῦ κάμνοντος καταμάθοις ἄν, ἢν ὁ μέν τις
ἱκανὸς τῷ φθέγματι καὶ ἐφεξῆς λέγῃ τὰ συμβεβηκότα, ὁ δὲ οἷο⟨ν⟩ ἀνα-
παύων τε πολλάκις καὶ λεπτῇ τῇ φωνῇ· νοσήματος δὲ ἰδέαν . . . ἄνευ
μελαγχολίας βράγχωσιν, γλώττης παραπληξίας καί τιν⟨α τ⟩ῶν κατὰ
θώρακα καὶ περὶ πνεύμονα εἰθισμένων γίγνεσθαι. τὰ μὲν γὰρ μελαγχολικὰ
197 διασημαίνει θρασύτης καὶ ἄκαιρος λύπη· μάλιστα δὲ ⟨ὁ⟩ ἄνθρωπος | κατα-
φανής ἐστι καὶ θαρρῶν καὶ ἀνιώμενος οἷς λέγει, καταφανὴς δὲ καὶ ἑτέρως
ἐστίν. ἀλλὰ [καὶ] ⟨εἰ⟩ ἤδ' ἡ πεῖρα αὐτῷ προσγένοιτο, σαφῶς ἂν ἤδη διαγι-
5 νώσκοιτο ἡ νόσος. καὶ ληθάργῳ δέ τις καθέξεσθαι μέλλων δῆλός ἐστιν
6 ἀποκρινόμενος λήθῃ τε ὧν λέγει καὶ ἀσαφείᾳ γλώττης. οὕτω μὲν οὖν ἐν
πυρετοῖς· ἄνευ δὲ τούτων σπασμοὺς καὶ ἐπιληψίας προσδοκᾶν. ὅλως δὴ
σύμπαντα, [τ]ἃ τοῦ παρακρουστικοῦ τρόπου ἐστίν, ἐνθένδ' ἄν τις ῥᾷον
7 ἢ ἄλλως καταμανθάνοι. τὰ δὲ κατὰ θώρακα καὶ ὀξύτητι φωνῆς καὶ
τραχύτητι· τῷ μὲν γὰρ φθίνοντι καὶ ὀρθοπνοϊκῷ ὀξεῖα ἡ φωνή, τῷ δὲ
8 ἐμπύῳ καὶ τῷ ὑπὸ κατάρρου πιεζομένῳ τραχυτέρα. οἱ δὲ τῇ γλώσσῃ
παραπληκτικοὶ παντελῶς ἄφωνοί εἰσι.

9 Πρῶτον μὲν δή, ὡς εἴρηται, αὐτόν τινα χρὴ τὸν νοσοῦντα ἐρωτᾶν
περὶ ὧν χρὴ εἰδέναι, ἔπειτα δὲ καὶ τοὺς παρόντας, εἰ κωλύματα εἴη παρὰ
10 τοῦ νοσοῦντος μανθάνειν. τὰ δὲ κωλύματά ἐστιν ἢ σφοδρῶς παρακρούων
198 τις ἢ ἀπό|πληκτος ἢ ληθαργικὸς ἢ κάτοχος ἢ ἄφωνος ἢ ἄλλως ἠλίθιος
ἢ ἀσθενὴς παντάπασιν ἢ ᾧ[ς] συμφέρον ὅτι ἥκιστα φθέγγεσθαι, ὥσπερ
τῷ ἐκ πνεύμονος αἱμορροϊκῷ. καὶ ὑπὲρ παιδίου καὶ ἄλλον ἐρωτητέον καὶ
ὑπὲρ τοῦ ἄγαν πρεσβύτου, καὶ ὑπὲρ τοῦ μὴ ὁμογλώσσου τὸν ὁμόγλωσ-
σον.

Sim.: 1 ῥώμην — ἀσθένειαν: § 2 (24,7) 3 νοσήματος — ἰδέαν: § 2 (24,7) 5–8 τὰ μὲν — ἐστίν: Hipp. Aph. VI 23 (IV 568,11s. L.); Ruf. Fr. 127 (454–457 D. R.); Aret. III 5,3; 5 (39,28–40,5; 40,14–17 H.); Orib. Synops. VIII 6,3 (V 248,21s. R.); Aet. Amid. VI 9 (II 142,20s.; 25–28; 143,3–7; 144,31 Ol.) = Ruf. Fr. 70 D. R. 9–10 καὶ — γλώττης: Ruf. Fr. 139,1 (462,18–23 D. R.); Aet. Amid. VI 3 (II 128,24–129,3 Ol.); Alex. Trall. I 14 (I 527–529 P.); Paul. Aeg. III 9,1 (I 147,12–14 Heib.) 11 ἄνευ — προσδοκᾶν: Aet. Amid. VI 23 (II 161, 23–162,3 Ol.) = Ruf. Fr. 75,17 (366,10–367,1 D. R.) 15s. οἱ — εἰσι: Gal. Sympt. diff. 3 (VII 58,18–59,4 K.); [Gal.] Def. med. 244 (XIX 415,10–14 K.) 17s. πρῶτον — παρόντας: Marcell. Puls. 459,138–142 Sch. ὡς εἴρηται: § 2 (24,4s.) 20 κάτοχος: Defin. ap. Paul. Aeg. III 10 (I 149 Heib.); Aet. Amid. VI 4 (II 131–133 Ol.)

2 λέγει M: *corr.* Dg οἷα M: οἷον *scripsi* (*cf.* 28,5; 32,7; 44,7) 3s. ἰδ. ἄνευ μελ. βράγχωσις γλ. παραπληξίας καί τινων M: ἄνευ — παραπλ. *secl.* Dg, *qui lac. pos. post* τινων: νοσ. δὲ ἰδέαν ⟨ἴδοις⟩ ἂν εὖ μελαγχολίας, βραγχώσεως, γλώττης παραπληξίας καί τινων κ. θ. κτλ. *mavult* Kudl.; *de loci sanandi ratione cf. comm.* 50ss. 6 ὁ *add.* Dg 8 καὶ ἤδη πεῖρα αὐτῶ M: καὶ ἤδε ἡ π. εἴ τῳ *coni.* Dg: *corr.* Schubring 10 ὑποκρινόμενος M: *corr.* Dg 12 ἃ *scripsi*: τὰ M: δὲ εἰ σύμπ. [τὰ] τοῦ *coni.* Dg 13 καταμανθάνειν M: *corr.* Dg 21 ὡς M: *corr.* Deichgr. 22 αἱμορροϊκῷ *scripsi*: αἱμορροχω M: αἱμορροχόῳ (?) Dg; *cf. comm.* 55,3 23 τοῦ μὴ ὁμογλωσσεῖν M: *corr.* Dg

Kraft und Schwäche des Patienten erkennt man daran, wenn 4
jemand kräftig spricht und in geordneter Reihenfolge berichtet, was
ihm zugestoßen ist, ein anderer aber häufig gleichsam stockend und
mit schwacher Stimme redet. Die Art der Krankheit aber (erkennt
man)... ohne Melancholie Heiserkeit, Lähmungen der Zunge und einige
Krankheiten, die im Brustkorb und an der Lunge aufzutreten pflegen.
Auf Melancholie nämlich weist übergroße Forschheit und unpassende
Niedergeschlagenheit. Vor allem aber offenbart sich der Mensch durch
das, was er redet, als keck oder niedergeschlagen – allerdings auch auf
andere Weise; aber falls (allein) diese Probe bei ihm angestellt wird,
dürfte die Krankheit schon klar diagnostiziert werden.

Wer bald von Lethargie befallen wird, offenbart das in seinen 5
Antworten durch Vergeßlichkeit in den Dingen, über die er spricht,
und durch die Undeutlichkeit der Artikulation. So ist es bei fiebrigen 6
Erkrankungen. Ohne Fieber muß man Krämpfe und Epilepsie erwarten. Insgesamt also kann man alles, was zum Delirium gehört,
leichter auf diese als auf andere Weise erkennen.

Krankheiten im Brustkorb erkennt man an der Höhe und Rauhig- 7
keit der Stimme; denn bei einem Schwindsüchtigen und von Atemnot
Befallenen ist die Stimme hoch, bei einem, der von Empyem oder
Katarrh befallen ist, rauher. Leute dagegen, deren Zunge gelähmt ist, 8
haben die Stimme vollkommen verloren.

Zuerst also, wie gesagt, soll man den Kranken selbst nach den Dingen 9
fragen, die man wissen muß, darauf aber auch die Anwesenden, (dann
nämlich), wenn Hindernisse bestehen, von dem Patienten selbst Aus-
kunft zu erhalten. Solche Hindernisse bestehen dann, wenn jemand 10
stark deliriert oder gelähmt ist, wenn er von Lethargie, Starrsucht,
Sprachlosigkeit oder sonst einem Stumpfsinn oder äußerster Schwäche
befallen ist, oder wenn es für ihn vorteilhaft ist, sowenig wie möglich
zu sprechen, wie bei einem, der an Blutsturz leidet. Auch muß man
für ein Kind einen anderen fragen sowie für einen allzu alten Patienten,
und für einen Anderssprachigen den, der die gleiche Sprache (wie der
Arzt) spricht.

11 2. Ἐρωτητέον δὲ πρῶτον τὸν χρόνον, ἀφ᾽ οὗ νοσεῖν ἤρξατο· καὶ
γὰρ πρὸς τὴν ἴασιν συμφέρει καὶ πρὸς τὴν τῶν κρισίμων διάγνωσιν· ἐξαρκοῖ
12 γὰρ ἂν εἰς τὸ τὰς περιόδους αὐτῶν φυλάσσειν. καὶ μὲν δὴ πρὸς τὴν ὅλην
διάγνωσιν τῆς νόσου μέγα ὄφελος τὸν πρῶτον χρόνον εἰδέναι. τὰ γὰρ
αὐτὰ συμπτώματα ἐπὶ τοῖς ἀνιδρύ⟨τ⟩οις χρόνοις σημαίνουσιν ἄλλα, οἷον
ἴκτερος πρὸ μὲν τῆς ϛ̄ καὶ τῆς ζ̄ ἐπιφανεὶς πυρετῷ κακός, μετὰ τοῦτο δὲ
ἤδη κρίσιμος, καὶ οὖρα καὶ διαχωρήματα κατ᾽ ἀρχὰς μὲν ὑδατώδη καὶ
ὠμὰ ἧσσον κακόν, προεληλυθόσι δὲ ὑποπτότερον· ὡς ἀπὸ τῶν ῥινῶν
199 στάξεις | χαλεπαὶ αἱ τεταρταῖαι καὶ ἁπλαῖ, λάβροι δὲ αἱμορραγίαι τεταρ-
13 ταῖαι δύσκριτοι, καίτοι ὕστερον κρίνουσαι. ταῦτα δὴ μαθήσῃ τὴν πρώτην
ἡμέραν, ἐν ᾗ νοσεῖν ἤρξατο, ἐρόμενος, καὶ ὀξύτητα καὶ μέγεθος νόσου,
εἰ τὰ μὲν ταχέως καὶ ἀθρόως φαίνοιτο τῶν δεινῶν προεκρηγνύμενα, τὰ
δὲ σχολῇ τε καὶ ἐν χρόνῳ.

Καὶ περιόδῳ δὲ ὡσαύτως μαθήσῃ καὶ εἰ εὐθὺς τεταγμένως παροξύνει
ἡ νόσος ἢ κατὰ μὲν ἀρχὰς ἀτάκτως, ὕστερον εἰς τάξιν τινὰ ἱδρύεται. καὶ
τριταίου δὲ λύσιν καί τινων ἄλλων νοσημάτων μεταβολήν τε καὶ ἀσφά-
14 λειαν μαθήσῃ ἐνθένδε. τὴν μὲν οὖν ἀρχὴν τῆς νόσου, ὁπηνίκα ὁ ἄνθρωπος
νοσεῖν ἤρξατο, εἰς τοσαῦτά φημι χρηστῶς ἂν ἐρωτηθῆναι.

15 3. Τὸ δὲ μετὰ τοῦτο ἐρωτητέον, εἰ τῶν συνήθων τι τῷ ἀνθρώπῳ
νοσημάτων ἐστὶ τὸ νῦν συμβεβηκὸς ἢ οὔ, καὶ ⟨εἰ⟩ πρότερον γεγενημένον.
πολλοὶ γὰρ τοὐπίπαν ὑπὸ τῶν αὐτῶν ἁλίσκονται καὶ πάσχουσι δὴ τὰ
αὐτὰ καὶ θεραπεύονται ὡσαύτως· ἅπερ ἂν καὶ δείσαι ὁ ἰατρὸς ⟨ὡς⟩

Sim.: 1 ἐρωτητέον – ἤρξατο: Hipp. Acut. II 22 (I 157,10–12 Kw. = II 436,5–8 L.); Marcell. Puls. 459,142–144 Sch. 6s. ἴκτερος – κρίσιμος: Hipp. Aph. IV 62; 64 (IV 524,5s.; 10–12 L.); Coac. 118 (V 608,3–5 L.); Judic. 13 (IX 280,18s. L.); Ruf. ap. Orib. Coll. med. XLV 30,31 (III 193,34–36 R.); Aet. Amid. X 17 = Ruf. Fr. 79,1–5 (377,1–378,1 D.R.) 7s. οὖρα – ὑποπτότερον: Hipp. Epid. I 7; 11 (I 187,9–14; 189,20–23 Kw. = II 624,10–626,2; 634,2–5 L.); Progn. 12 (I 89,16–90,4 Kw. = II 138,15–140,6 L.); Coac. 565; 575 (V 712; 718 L.) 8–10 ἀπὸ τῶν ῥ. – κρίνουσαι: Hipp. Epid. II 3,9 = VI 2,8 (V 112 = 282 L.); Gal. Comm. III. Hipp. Epid. II (CMG V 10,1, 283s. Pfaff) 11–13 καὶ ὀξύτητα – χρόνῳ: Hipp. Epid. II 1,6 (V 74,12–16 L.); VI 1,11 (V 272,2s. L.) 15 εἰς τάξιν . . . ἱδρύεται: Ruf. ap. Orib. Coll. med. XLV 30,33 (III 193,38s. R.) 16 τριταίου δὲ λύσιν: Hipp. Epid. I 6 (I 186,2–5 Kw. = II 620,6–10 L.); Aph. IV 59 (IV 522 L.); Coac. 144 (V 614 L.) 21s. πολλοὶ – ὡσαύτως: Gal. Consuet. 5 (32,23s. Schm.)

2 ἐξαρκεῖ M: *corr.* Dg 3 δὴ ⟨καὶ⟩ *maluit* Dg 5 ἀνιδρύοις M: *corr.* Dg 7 κρίσιμα M: *corr.* Dg 8 *malim* ⟨καὶ⟩ ὡς 14 μάθης εἰ M: *corr.* Dg 15 νόσος τῇ μὲν κατ᾽ ἀ. M: *corr.* Dg δὲ *post* ὕστερον *add.* Dg, *fort. recte* 16 μεταβολῆς τε καὶ ἀσφαλείας M: *corr.* Dg 18 ἀνερωτηθῆναι *mavult* Kudl. 19 τῶν ἀνθρώπων M: *corr.* Dg 20 εἰ *add.* Schubring 21 πολλὰ M: *corr.* Dg 22–30,1 ἰ. χαλ. καὶ δ. ὡς οὔτε M: ἰ. ⟨ὡς⟩ χαλ. δ. καὶ ὡς οὔτε Dg, *qui lac. post* θεραπευόμενα *indicatam hoc modo supplendam esse censuit*: οὔτε ἀνεπιτηδείως· ἀλλὰ εὑρίσκονται

2. Zuerst muß man nach dem Zeitpunkt fragen, an welchem die 11
Krankheit begann. Denn das ist für die Heilung vorteilhaft und für
die Diagnose der Tage, an denen die Krisis auftritt; es würde nämlich
für die Beobachtung ihrer periodischen Wiederkehr genügen. Doch auch 12
für die Diagnose der Krankheit insgesamt ist es äußerst nützlich, den
Anfangszeitpunkt zu kennen. Denn die gleichen Symptome bedeuten
zu nicht festen Zeitpunkten etwas anderes, wie z. B. Gelbsucht, die
vor dem sechsten und siebenten Tag zu Fieber hinzukommt, gefährlich
ist. Danach jedoch führt sie schon die Krisis herbei. Auch Urin und
Stuhl sind, wenn sie zu Beginn einer Krankheit wässerig und roh sind,
weniger bedenklich, wohl aber sind sie in einem fortgeschrittenen
Krankheitsstadium verdächtiger. So ist auch Nasenbluten, das in
viertägigem Rhythmus und in geringem Maße auftritt, gefährlich.
Kräftiges Nasenbluten dagegen in viertägigem Rhythmus führt die
Krisis nur schwer herbei, wenn es auch später dazu kommt.

Das wird man erfahren, wenn man nach dem ersten Tage, an dem 13
der Patient krank wurde, fragt, und nach der Heftigkeit und dem
Ausmaß des Leidens, ob in einem Fall die Symptome schnell und
gleichzeitig zum Durchbruch kamen, in einem anderen aber langsam
und allmählich.

In gleicher Weise wie die periodische Ordnung wird man auch
erfahren, ob die Krankheit gleich in regelmäßigen Schritten zunimmt
oder anfangs ohne feste Ordnung, später aber in eine gewisse Ordnung
übergeht. Auch das Aufhören des Dreitagefiebers und den Umschlag
und den Zustand der Gefahrlosigkeit einiger anderer Krankheiten
wird man auf diese Weise erfahren. Den Anfang der Krankheit also, 14
wann der Patient krank wurde, zu erfragen, ist für soviele Gesichts-
punkte wohl nützlich, meine ich.

3. Danach aber ist zu fragen, ob die jetzige Krankheit zu denen 15
gehört, an die der Betreffende schon gewöhnt ist oder nicht, und ob
sie auch früher schon aufgetreten ist. Denn viele werden in der Regel
von den gleichen Krankheiten immer wieder befallen und leiden das-
selbe und werden auf die gleiche Art behandelt; (und das sind Dinge),
von denen der Arzt fürchten könnte, sie seien (nur) unter größten

χαλεπώτατα [καὶ] διακωλῦσαι καὶ οὔ[τε] προσφόρως θεραπευόμενα |
200 οὔτε χαλεπὰ τούτῳ ⟨γε⟩ τῷ ἀνθρώπῳ ὄντα οὔτε ἀνεπιτηδείως τῇ παρ-
ούσῃ νόσῳ θεραπευόμενα. μέγιστον γὰρ ἐν ἅπασιν ἐθισμὸς πρός τε
16 τὸ ῥᾷον τῶν δεινῶν ἀνασχέσθαι καὶ πρὸς τὴν ἴασιν. διό μοι δοκῶ καλῶς
ἄν τινα καὶ φύσιν τὴν ἑκάστου πρὸς ἕκαστα ἐρωτῆσαι. οὐ γὰρ πάντες
πεφύκαμεν τρόπῳ τῷ αὐτῷ, ἀλλὰ καὶ πάνυ ἀλλήλων διαφέρομεν εἰς
ὁτιοῦν χρῆμα. τοῦτο μὲν γάρ, εἰ ἐθέλεις σκοπεῖσθαι ὅπως πρὸς τὰς πέψεις
ἔχει, εὑρήσεις ἕτερα ἑτέροις καὶ εὔπεπτα ὄντα καὶ δύσπεπτα· τοῦτο δὲ
τὰ φάρμακα, ὅσα πίνουσι καθάρσεως ἕνεκα καὶ οὐρούμενα, ἄλλα ἄλλοις,
τὰ δὲ καὶ εἰς ἔμετον ὁρμῶντα τῶν κατωτερικῶν, τὰ δὲ καὶ κάτω ὑπιόντα
τῶν ἀνωτερικῶν. ὅλως δὲ οὐδὲν τῶν τοιούτων καθεστηκός, ὥστε εἰς ἕνα
17 ἐλθεῖν λόγον τῷ ἰατρῷ. χρὴ οὖν καὶ παρὰ τοῦ κάμνοντος μανθάνειν,
ὅπως πρὸς ἕκαστον διάκειται ἢ πόμα ἢ σιτίον· καὶ εἰ δή τινος φαρμάκου
201 πεῖραν ἔχοι σαφῆ, μηδὲ ταύτην παραλιπεῖν. οὕτω γὰρ ἄν τις τὰ | πολλὰ
ἐπιτυγχάνοι, εἰ πύθοιτο καὶ τοῦ κάμνοντος ἐπὶ τοῖς ἀτόπως αὐτῷ συμ-
βαίνουσι.

18 Τὸ δὲ σύμπαν ἐρωτάτω, ἆρά γε εὔσιτος ἢ ἀπόσιτός ἐστι καὶ διψώδης
ἢ ἄδιψος καὶ τοὺς ἐφ' ἑκάστοις ἐθισμούς· μέγα γὰρ καὶ τόδε οὐχ ἧσσον
τῆς φύσεως καὶ τῶν ἐθισμῶν ἔμπειρον εἶναι. καὶ γὰρ σιτίων τὸ σύνηθες
ἀλυπότερον προσαίρονται τοῦ ἄλλως ἂν δόξαντος εἶναι βελτίστου, καὶ
ἐν ᾧ δὴ τρόπῳ μεμελετήκασιν αὐτὸ λαμβάνειν καὶ πλῆθος καὶ σκευασίαν.
19/20 καὶ τὰ συνήθη πάντα ἀμείνω καὶ τῷ νοσοῦντι καὶ τῷ ὑγιαίνοντι. καὶ
προγνωσθείη δ' ἄν τι ἀκριβέστερον ἐκ τῶν ἐθισμῶν περί τε κρίσιν [καὶ
κλίσιν] τοῦ ἀνθρώπου καὶ διάλεξιν καὶ ῥαθυμίαν καὶ ἡντιναοῦν ἄλλην
ἐνέργειαν· τὰ γὰρ ὑγιαίν⟨οντι⟩ ὄντα δι' ἔθους οὐδὲν ἐν ταῖς νόσοις ἐπί-
σημον δηλοῖ.

21 Καὶ τούτων οὐκ ἔστιν, ὅ τι παρ' ἑαυτοῦ δύναιτ' ἂν μαθεῖν ὁ ἰατρός, εἰ
202 μὴ πυνθάνοιτο ἢ τοῦ νοσοῦντος ἢ ἑτέρου τινὸς τῶν παρ|όντων. ὥστε

Sim.: 3s. μέγιστον – ἴασιν: Hipp. Aph. I 17; II 49 (IV 466–468; 484 L.); Gal. San. tuenda V 2,52 (CMG V 4,2, 159,21s. Koch) = Deichgr., Emp. Fr. 86 (143,25s.) 5–7 οὐ – χρῆμα: Hipp. VM 20 (52,9 Heib. = I 624,5 L.); Ruf. ap. Orib. Coll. med. VII 26,33s. (I 231,30–232,6 R.) 7–16: Hipp. Loc. hom. 41 (VI 330–32 L.); Ruf. Fr. 377,1–5 (528, 1–18 D. R.) 8–11 τοῦτο – ἀνωτερικῶν: Hipp. Medicam. 440,1–10 Sch.; Ruf. ap. Orib. Coll. med. VII 26,34–36 (I 231,34–232,13 R.) 19–22 καὶ γὰρ – ὑγιαίνοντι: Hipp. Acut. I 28; 36 (I 123,1–12 Kw. = II 282,4–284,6 L.; I 125s. Kw. = II 298 L.); Aph. II 50 (IV 484 L.) 25 ὄντα δι' ἔθους: Ruf. Onom. 199 (161,6 D. R.)

2 γε *add.* Dg 7 ἐθέλοις Dg 10 ἔμετα M: *corr.* Dg 12 παρὰ] περὶ M: *corr.* Dg 14 ἔχῃ M: *corr.* Dg 15 ἐπιτυγχάνειν M: *corr.* Dg 18 ἑκάστης M: *corr.* Dg 21 ἐν *secl.* Dg 23s. καὶ κλίσιν *secl.* Dg 25 ὑγιαίνοντα M: ὑγιαίνοντι *coni.* Dg: ὑγιαίνοντι ὄντα *scripsi, cf. comm.* 64 25 ἐπίσημα M: *corr.* Dg 27 τούτοις M: *corr.* Dg αὐτοῦ M: *corr.* Dg

Schwierigkeiten zu verhindern und nicht mit Erfolg zu behandeln,
ohne daß sie, wenigstens für diesen Patienten (der nämlich schon an
diese Krankheit gewöhnt ist), schwerwiegend sind und ohne daß sie im
Falle der vorliegenden Krankheit ungünstig zu behandeln sind. Von
größter Bedeutung ist ja in allen Fällen die Gewöhnung, um die Krank-
heiten leichter zu ertragen, und im Hinblick auf die Therapie. Daher 16
glaube ich, man würde mit Recht nach der Veranlagung eines jeden
in jeder Beziehung fragen. Wir sind ja doch nicht alle von Natur
gleichartig, sondern unterscheiden uns recht erheblich voneinander in
beliebiger Hinsicht.

Einerseits wird man, wenn man untersuchen will, wie es mit der Verdauung bestellt ist, finden, daß für jeden etwas anderes leicht und schwer verdaulich ist. Andererseits sind auch die Mittel, die man als abführend und harntreibend zu sich nimmt, für jeden andere. Manche Abführmittel führen bei einigen zu Erbrechen, Brechmittel wiederum zu einer Stuhlentleerung. Kurzum, nichts unter diesen Dingen ist so einheitlich, daß es für den Arzt auf einen Nenner zu bringen wäre.

Man muß also auch von dem Patienten in Erfahrung bringen, wie 17
er auf jede Flüssigkeit oder feste Speise reagiert. Und wenn er schon
eine eindeutige Erfahrung mit irgendeinem Medikament gemacht hat,
so darf man auch diese nicht übergehen. Denn so kann man vielfach
Erfolg haben, wenn man den Patienten auch in den Fällen vernimmt,
wo bei ihm ungewöhnliche Reaktionen auftreten.

Insgesamt soll man fragen, ob er guten Appetit hat oder nicht, 18
ob er durstig ist oder nicht, und wie es mit seinen Gewohnheiten in
den einzelnen Dingen steht. Denn auch dies ist wichtig, nicht weniger
die Natur als die Gewohnheiten (der Patienten) zu kennen. Sie nehmen
nämlich eine Speise, an die sie gewöhnt sind, mit günstigerer Wirkung
auf als eine, die sonst allgemein als die beste gilt, und in der Form, wie
sie sie gewöhnlich zu sich genommen haben, und in der gleichen Menge
und Zubereitung. Auch ist alles Gewohnte für den Gesunden wie für 19
den Kranken besser. Und es könnte aus den Gewohnheiten hinsicht- 20
lich der Urteilskraft des Patienten, hinsichtlich seiner Unterhaltung,
seiner Zerstreuung und jeder beliebigen seiner sonstigen Tätigkeiten
eine genauere Prognose gestellt werden. Denn was schon beim Ge-
sunden gewohnheitsmäßig vorhanden war, gibt in Krankheitsfällen
keinen typischen Hinweis.

Und darunter ist nichts, was der Arzt von sich aus erkennen könnte, 21
wenn er es nicht vom Patienten oder einem anderen aus der Umgebung
(des Kranken) erfährt. Deshalb wundere ich mich über den Arzt Kalli-

ἔγωγε θαυμάζω Καλλιμάχου τοῦ ἰατροῦ, ὃς μόνος τῶν ἔμπροσθεν, ὧν
γε δὴ καὶ λόγον ἄν τις ποιήσαιτο, οὐκ ἔφασκε δεῖν ἐρωτᾶν οὐδὲν οὔτε
περὶ τὰς ἄλλας νόσους οὔτε περὶ τὰ τραύματα, καὶ μάλιστα τὰ τῆς
κεφαλῆς· ἀρκεῖν γὰρ καὶ τὰ ἐφ᾽ ἑκάστῳ σημεῖα τό τε πάθος σημῆναι καὶ
τὴν αἰτίαν αὐτοῦ, ἐξ ὧν καὶ προγινώσκεσθαι πάντα καὶ θεραπεύεσθαι
ἄμεινον. ἐπεὶ μηδὲ τὰς ἡγουμένας προφάσεις τῶν νόσων [καὶ] ἀναγκαίως
ἐρωτᾶσθαι, οἷον διαίτης τε ἀγωγὴν καὶ τὰ ἄλλα ἐπιτηδεύματα καὶ εἰ
κοπιάσαντι συνέβη νοσῆσαι καὶ εἰ ψυγέντι· μηδὲν γὰρ ἂν τούτων μαθεῖν
⟨δεῖν⟩ τὸν ἰατρόν, εἰ τὰ σημεῖα ἀκριβῶς ἐκμελετήσαι τὰ συμπίπτοντα ταῖς
22 νόσοις. ἐγὼ δὲ ἡγοῦμαι μὲν καὶ παρ᾽ ἑαυτοῦ δύνασθαί τινα πολλὰ τῶν ἐν
ταῖς νόσοις ἐξευρίσκειν, κάλλιον δέ γε καὶ σαφέστερον ἐν τοῖς ἐρωτήμασιν.
εἰ γὰρ ταῦτα ὁμολογεῖ τοῖς συμπτώμασι, ῥᾷον τὰ παρόντα εἰδέναι. τοῦτο
203 μὲν γάρ, εἰ φαίη ὁ νοσῶν τὴν δίαιταν, οἵα ἦν ἔμ|προσθεν, ὑπερβεβληκέναι
σίτου καὶ ποτοῦ προσφορᾷ, πάσχει δὲ οἷα εἰκὸς ἐπὶ πλησμονῆς, σαφῶς
ἂν γιγνώσκοιμεν, ὅτι πλησμονή ἐστιν ἡ νόσος καὶ πρὸς τοῦτο ἐξευρί-
σκοιμεν ἂν τὴν ὅλην ἴασιν. τοῦτο δέ, εἰ πονῆσαι μὲν πολλὰ φαίη,
πάσχει δὲ οἷα εἰκὸς τὸν πονήσαντα, κἀνθένδε εὐπετέστερον τήν τε νόσον,
ὅτι κόπος ἐστίν, εἰσόμεθα καὶ τὴν ἐοικυῖαν τῷ κόπῳ θεραπείαν προσ-
άξομεν.

23 Καὶ τὰ μὲν τοιαῦτα ἔχει [ἔχει] τινὰ καὶ παρὰ τῶν συμπτωμάτων
ἔνδειξιν τοῦ γινώσκεσθαι· χρόνον δὲ τῆς νόσου καὶ ἐθισμὸν τὸν πρὸς
ἕκαστα καὶ φύσιν τὴν ἑκάστου ἐξαίρετον, ταῦτα οὔ μοι δοκεῖ γνῶναί τις
μὴ ἐρωτήσας καὶ εἶναι παντὸς ἄλλου καιριώτερον τῇ τέχνῃ εἰδέναι.

24 4. Καὶ μὲν δὴ ἑτέρα τῶν νοσημάτων ἡ διάγνωσις ἐπὶ τοῖς ἔνδοθεν
καὶ τοῖς ἔξωθεν συνισταμένοις· καί πως δοκεῖ χαλεπώτερον εἶναι ⟨ἡ⟩ τῶν
ἔνδοθεν ἢ τῶν ἔξωθεν. καὶ γὰρ εἰ τρέμοι ὁ ἄνθρωπος, τὸ μὲν διὰ ψῦχος
204 ἢ φόβον τρέμειν δεινὸν ἧσσον, τὸ δ᾽ ὑπὸ τῆς εἴσω αἰτίας | χαλεπώτερον.
καὶ εἰ παραφρονοίη, τὸ μὲν ἐπὶ μέθῃ καὶ φαρμάκῳ τινὶ παρακρουστικῷ
εὐϊατότερον, τὸ δὲ ἄλλως δυσχερέστερον.

25 Οὕτως δὲ ἐπὶ πάντων εὑρήσεις καὶ τὸν τρόπον τῆς θεραπείας οὐδὲν
ἐοικότα. κόπων γὰρ δὴ γινομένων, τῶν μὲν διὰ πολλὴν ταλαιπωρίαν,

Sim.: 1 Καλλιμάχου: Gossen, RE 10 (1919) 1647 6 τὰς ἡγουμένας προφάσεις: Gal. Caus. Procat. passim; Comm. Hipp. Nat. hom. II 1 (CMG V 9,1, 59,4–12 Mew.) 15 πλησμονή: § 25 (32,30–34,3); Gal. Plenit. 1; 9; 11 (VII 515,17–516,3; 557,14–558,2; 578,1s. K.) 21 ἔνδειξιν: Gal. Sect. 3; 4 (III 5,17; 6,26; 7,20 Helmr.); Deichgr., Emp. 281–288 31–34,3 κόπων – πᾶσα: Hipp. Nat. hom. 9 (35,8–16 Vill. = VI 52,4–7 L.); Aph. II 22 (IV 476 L.); Defin. ap. Gal. San. tuenda III 5,10–10,15 (CMG V 4,2, 84,31–97,26 Koch); Orib. Synops. V 15; 17 (V 158s.; 159s. R.); Aet. Amid. IV 35–39 (I 378–382 Ol.); Paul. Aeg. I 20; 22 (I 17; 18s. Heib.); cf. Hipp. Vict. II 66 (VI 582–588 L.)

6 τῶ νόσω καὶ M: *corr.* Dg 9 δεῖν *inser.* Kudl. 11 ἐν *secl.* Dg 14s. πλησμονῆς ... πλησμονή] φλεγμονῆς ... φλεγμονή M: *corr.* Dg 20 ἔχει *secl.* Dg 24 ἑτέρου M: *corr.* Dg 25 συνισταμένου M: *corr.* Dg ἡ *add.* Dg: τὸ *mavult* Kudl.

machos, der als einziger der älteren Ärzte, wenigstens von denen, die man berücksichtigen könnte, behauptete, man brauche überhaupt nichts zu erfragen, weder was andere Krankheiten noch was Verletzungen, vor allem solche des Kopfes, betreffe. Denn die jeweils vorhandenen (äußeren) Zeichen reichten aus, das Leiden und seine Ursache kenntlich zu machen. Daraus lasse sich eine vollständige Prognose stellen und (sogar) eine bessere Therapie vornehmen. Außerdem sei es nicht notwendig, die vorausgehenden Ursachen der Krankheiten zu erfragen, z. B. die Art der Lebensführung und die übrigen Beschäftigungen, und ob ihn die Krankheit im Zustand der Erschöpfung oder der Abkühlung befallen habe. Denn nichts von diesen Dingen brauche der Arzt zu erfahren, wenn er nur die äußeren Zeichen, die symptomatisch in Krankheiten aufträten, genau registriere. Ich dagegen glaube zwar, daß man auch 22
von sich aus vieles, was mit der Krankheit zusammenhängt, herausfinden kann, daß man es aber besser und deutlicher durch die Fragemethode vermag. Wenn die Ergebnisse nämlich mit den Symptomen übereinstimmen, ist es leichter, den augenblicklichen Zustand zu erkennen. So kann man z. B., wenn der Patient berichtet, seine bisherige Lebensweise durch Aufnahme von Speise und Trank überschritten zu haben, und unter Erscheinungen leidet, wie sie bei Überfüllung natürlich sind, sicher erkennen, daß es sich bei der Erkrankung um Überfüllung handelt, und danach die gesamte Therapie einrichten. Oder wenn der Patient sagt, er habe sich sehr angestrengt, und er leidet an Symptomen, wie sie bei Erschöpfung üblich sind, so werden wir um so leichter von der Krankheit wissen, daß es sich um Erschöpfung handelt, und die dem Erschöpfungszustand angemessene Behandlung anwenden.

Auch derartige Fälle bieten zwar eine gewisse Möglichkeit, sie auf 23
Grund der Symptome zu erkennen: die Zeit der Krankheit aber und die Gewohnheit, die (der Patient) in allen möglichen Dingen (hat), und die besondere Natur eines jeden, das alles, so scheint mir, kann man ohne zu fragen nicht erkennen, und es ist doch wichtiger als alles andere für die Heilkunst, darüber Bescheid zu wissen.

4. Nun ist auch die Diagnose der Krankheiten verschieden, je nach- 24
dem, ob es sich um innerlich oder äußerlich bedingte (Krankheiten) handelt, und irgendwie scheint die (Diagnose) der inneren schwieriger als die der äußeren zu sein. Zum Beispiel wenn ein Patient zittert, so ist es, wenn er aus Kälte oder Furcht zittert, weniger gefährlich, zittert er dagegen infolge einer inneren Ursache, so ist es bedenklicher. Und wenn er deliriert, so ist die Heilung leichter, wenn er es infolge eines Rausches oder eines sinnverwirrenden Giftes tut, andernfalls aber schwieriger.

So wird man in allen Fällen finden, daß auch die Art der (sich daraus 25
ergebenden) Therapie durchaus nicht gleichartig ist. Wenn nämlich Erschöpfungszustände auftreten, so können die einen durch große An-

τῶν δὲ ὑπὸ πλησμονῆς, τοῖς μὲν οὖν συμφέρει ἀνάπαυσις καὶ ὕπνος καὶ
τρῖψις μαλακὴ καὶ λουτρὰ θερμά, τοῖς δὲ πόνος καὶ ἐγρήγορσις καὶ ἡ
26 ἄλλη κένωσις πᾶσα. εἰς τοσόνδε διαφέρει τῷ ἰατρῷ καὶ τὰς αἰτίας ἀνερω-
τᾶν, καὶ οὐκ ἔστιν εἰδέναι μὴ ἐρωτήσαντα. ὥστε καὶ ἐπὶ τῶν σημείων
ἐρωτητέον, εἰ μέν τι πελιδνὸν εἴη, μὴ διὰ πληγὴν ἢ δι' ἡλικίαν ἢ δι' ὥραν
ἔτους· τὰ γὰρ ἄλλως ἐν πυρετοῖς πελιδνὰ θάνατον σημαίνει· εἰ δὲ γλῶσσα
ξηρά, μὴ δεδιψηκότι ἢ ἰσχυρῶς διακεχωρηκότι, καὶ εἰ μέλαινα, μή τι μέλαν
27 ἐδηδοκότι· οὐ γὰρ ἂν εἴη τὰ τοιάδε ὕποπτα. ὡσαύτως δὲ καὶ περὶ τῶν ἐκκρι-
205 νομένων ἐν ταῖς νόσοις ἐρωτάτω οὔρων τε καὶ διαχωρη|μάτων καὶ πτυ-
έλων. μέγα γὰρ καὶ ἐν τούτοις διενήνοχεν εἰς τὸ πλῆθος αὐτῶν καὶ
σύστασιν καὶ χροιὰν καὶ τὰ προσάρματα αὐτῶν εἰδέναι, πόσα τε καὶ
ποταπὰ καὶ πηνίκα προσήρθη.
28 5. Ἐρωτᾶν δὲ καὶ περὶ ὕπνων, εἰ ἐκοιμήθη ἢ οὔ, καὶ ὅπως πρός τε
ὕπνον καὶ ἀγρυπνίαν συνήθως ἔχει καὶ εἴ τινα φάσματα αὐτῷ ἢ ἐνύπνια
29 γίγνοιτο, ὡς κἀκ τούτων δυναμένου τοῦ ἰατροῦ συλλογίζεσθαι. πάντα
μὲν οὖν ἐπὶ πᾶσιν οὐκ ἔστι γράφειν, ἀλλ' ὅσον σημῆναί τε τῷ λόγῳ καὶ
ὑπομνῆσαι τὸν ἰατρὸν μηδὲν παραλιπεῖν τῶν τοιούτων.

Μύρωνι μὲν γὰρ τῷ Ἐφεσίῳ παλαιστῇ ὑγιαίνειν δοκοῦντι ἐφάνη
τοιόνδε ἐνύπνιον· ἐδόκει εἶναι δι' ὅλης νυκτὸς ἐν λίμνῃ μελαίνῃ ποτίμου ὕδα-
τος. καὶ τοῦτο ἀναστὰς εἶπε πρὸς τὸν γυμναστήν. ὁ δὲ ἐν οὐδενὶ θέμενος τὸ
ἐνύπνιον ἤγαγεν αὐτὸν πρὸς τοὺς πόνους· καὶ οὔπω μεσοῦντι αὐτῷ
ἆσθμά τε ἐπιπίπτει καὶ ἀπορία καὶ παλμὸς ὅλου τοῦ στήθους, καὶ αὐτίκα
μὲν ἀκρατὴς ἦν χειρῶν καὶ ποδῶν, αὐτίκα δὲ ἄφωνος· οὐ πολὺ δὲ ὕστερον
206 30 ἀποθνῄσκει. οὐκ ἄν μοι δοκεῖ | ἀποθανεῖν, εἰ σοφοῦ του γυμναστοῦ ἔτυχε,
καί τινα κένωσιν αἵματος ἀθρόαν αὐτῷ πρὸ τῶν πόνων ἐμηχανήσατο.
31 Ἄλλῳ δέ τινι ἐν πυρετῷ ὀξεῖ πολλάκις ἀνὴρ Αἰθίοψ ἐπιφοιτῶν κατὰ
τοὺς ὕπνους παλαίειν ἐδόκει καὶ ἄγχειν αὐτόν. καὶ οὗτος εἶπε πρὸς τὸν
ἰατρὸν τὸ ἐνύπνιον. ὁ δὲ οὐδ' αὐτὸς ἐνεθυμήθη οἷόν τι ἦν, πρὶν αἱμορρα-
γίᾳ λάβρῳ ἐκ ῥινῶν ἐκρίθη ἡ νόσος.

Sim.: 5s. δι' ὥραν ἔτους: Ruf. ap. Aet. Amid. VI 9 (II 144,21–23 Ol.) = Fr. 70,15 (357,4–6 D. R.) 6 τὰ – σημαίνει: Hipp. Progn. 2; 9 (I 81,2–4; 87,1–3 Kw. = II 118,3–5; 132,11–13 L.) 7 μέλαινα: Hipp. Acut. II 1 (I 146,8s. Kw. = II 394,7s. L.); Ruf. ap. Orib. Coll. med. XLV 30,22 (III 192,41 R.) 11 σύστασιν καὶ χροιὰν: Ruf. ap. Alex. Trall. XI 7 (II 495,20 P.) = Ruf. Fr. 106,2 (427,5s. D. R.) 11s. πόσα – προσήρθη: § 38 (36,26) 13s. ἐρωτᾶν – ἔχει: Hipp. Epid. I 23 (I 199,17 Kw. = II 670,7s. L.) 14s. καὶ εἴ – γίγνοιτο: Aristot. Div. Somn. 1 (463a 4–6) 15–17 πάντα – τοιούτων: § 71 (46,11–13) 19 ἐδόκει – ὕδατος: Hipp. Vict. IV 90 (VI 658,1–3 L.); Artemid. I 64; II 27 (59,6–9; 122,26–123,3 He.) 26s. ἄλλῳ – αὐτόν: Hipp. Vict. IV 93 (VI 660,1–3 L.); Artemid. I 60 (56,15–18 He.) 28s. αἱμορραγίᾳ λάβρῳ: § 12 (28,8–10)

1 οὖν *ut ex dittogr. ortum deleverit* Deichgr. 7 μηδὲ διψηκότι M: *corr.* Dg 11 σύστασιν *scripsi*: δύναμιν M: ὀσμὴν *propos.* Dg 21 αὐτῷ] αὐτοῦ M: *corr.* Dg 24 δοκῶ M: *corr.* Dg του *scripsi*: τοῦ M *et* Dg 25 *malim* καὶ ⟨εἴ⟩ τινα πρὸ τὸν πόνον M: πρὸς τὸν π. Dg: *corr.* Kudl. 27 παλαιὸν M: *corr.* Dg

strengung, andere infolge Überfüllung aufgetreten sein. Im ersten Fall
sind Ruhe, Schlaf, leichte Massage sowie warme Bäder zuträglich, im
anderen dagegen körperliche Anstrengung, Wachbleiben und jede
andere Art der Entleerung.

So sehr ist es für den Arzt von Wichtigkeit, auch die Ursachen zu 26
erforschen, und es gibt keine Möglichkeit, diese Dinge zu wissen, ohne
zu fragen. Daher muß man auch bei den äußerlichen Zeichen fragen,
etwa, wenn etwas bleiartig verfärbt ist, ob nicht infolge eines Schla-
ges, auf Grund des Alters (des Patienten) oder der Jahreszeit; denn
wenn sonst bei Fieber dunkle Verfärbungen auftreten, weisen sie auf
(den bevorstehenden) Tod hin. Wenn die Zunge trocken ist, (muß man
fragen,) ob nicht der Patient durstig war oder starken Stuhlgang ge-
habt hat; und wenn sie schwarz ist, ob er nicht etwas Schwarzes ge-
gessen hat. Das wäre dann nämlich nicht verdächtig.

Ebenso muß man auch hinsichtlich der Ausscheidungen während 27
der Krankheit fragen, hinsichtlich des Urins, des Stuhls und des Spei-
chels. Denn es ist auch dabei von großer Bedeutung, was ihre Menge,
ihre Zusammensetzung und ihre Farbe betrifft, ihre Nahrung zu
kennen, die Menge, die Art, und wann sie aufgenommen wurde.

5. Fragen soll man auch, was das Schlafen angeht, ob er geschlafen 28
hat oder nicht und wie es bei ihm in der Regel mit Schlafen und Schlaf-
losigkeit ist, und ob irgendwelche Visionen oder Träume aufgetreten
sind, da der Arzt auch daraus Schlüsse zu ziehen vermag.

Alles nun in allen Einzelheiten aufzuzählen ist nicht möglich, 29
sondern nur soviel wie ausreicht, um es im Prinzip klarzumachen und
den Arzt daran zu erinnern, nichts von diesen Dingen zu übergehen.

Myron aus Ephesos nämlich, ein Ringkämpfer, der gesund zu sein
schien, hatte folgenden Traum: Er glaubte, die ganze Nacht hindurch
in einem schwarzen See trinkbaren Wassers zu sein. Und diesen Traum
erzählte er nach dem Aufstehen seinem Trainer. Der aber maß dem
Traum keine Bedeutung bei und schickte ihn an seine Übungen. Und
ehe er noch zur Hälfte damit fertig ist, befallen ihn Atemnot, Be-
klemmung und Zucken der ganzen Brust, und alsbald war er seiner
Hände und Füße nicht mehr mächtig und verlor die Sprache. Nicht
viel später stirbt er. Er wäre meiner Ansicht nach nicht gestorben, 30
wenn er einen verständigen Trainer gefunden hätte und (dieser) ihm
vor den Anstrengungen einen kräftigen Aderlaß hätte machen lassen.

Ein anderer träumte in heftigem Fieber oftmals, ein Neger komme 31
im Schlaf zu ihm, ringe mit ihm und würge ihn. Auch dieser Mann
teilte seinem Arzt den Traum mit. Der aber überlegte sich nicht einmal,
was er bedeutete, bis durch ein heftiges Nasenbluten die Krisis der
Krankheit herbeigeführt wurde.

32 Τῷ δὲ δοκοῦντι ἐν τῷ Καΰστρῳ ποταμῷ νήχεσθαι εἰς ὕδερον ἐτελεύτησε χρονίζουσα ἡ νόσος.

33 Πάνυ δὲ ἐμαυτὸν πείθω κατὰ τοὺς χυμοὺς τοὺς ἐν τῷ σώματι δόξας ἐνυπνίων ἐγγίγνεσθαι σημαινούσας καὶ ἀγαθὰ καὶ κακὰ τῷ ἀνθρώπῳ, ὧν κατάληψις ἄλλη οὐκ ἔστι μὴ ἀκούσαντι.

34 6. Τί δὲ τὰ συγγενῆ τῶν νοσημάτων; ἆρά γε ἑτέρωθεν ἔστιν εἰδέναι ἢ καὶ ταῦτα ἐρωτήσαντι δήπου; καὶ οὐκ ἄν τις φαίη φαῦλον τὸ ἐρώτημα, εἰ μὴ καὶ τὸ διαγνῶναι τὸ εὐμεταχείριστον νόσημα καὶ τὸ δυσμεταχείρισ-
35 τον, ὡς ὀρθῶς ὑπείληπται πᾶν τὸ συγγενὲς δυσιατότερον εἶναι τοῦ μὴ
207 συγγενοῦς. καὶ μὴν καὶ περίοδον γεγενημένην καὶ μετάστασιν | καὶ συμπτώματα, ὁπόσα ἔμπροσθεν συμπεπτώκει, καὶ ταῦτα χρὴ πυθόμενον εἰδέναι· καί ἐστιν οὐ μικρὸν ὄφελος καὶ εἰς πρόρρησιν καὶ εἰς θεραπείαν ἐπισκεφθέντα.

36 7. Ἐρωτητέον δὲ καὶ τρόπον διαίτης, ᾗ κέχρηται ὁ νοσῶν, οὐχ ὁπότε ὑγιαίνει· τοῦτο μὲν γὰρ εἴρηται πρότερον ὑπὲρ αὐτοῦ. τὰ νῦν δέ, ὅπως ἐν τῇ νόσῳ διῃτᾶτο, καὶ φάρμακα, εἴ τινα προσενήνεκτο, καὶ τὴν θεραπείαν τὴν σύμπασαν, ἥντινα τεθεράπευται, καὶ ὅπως ἐφ᾽ ἑκάστοις διατιθέμενος φαίνεται. καὶ γὰρ πρὸς τὸ μεθαρμόσασθαι τὰ παρόντα καὶ πρὸς τὸ μηδὲν κινῆσαι τῶν πρὶν ὄντων καὶ πρὸς τὸ ἐξευρεῖν εἴ τι παραλέλοιπε τῶν δεόντων χρήσιμον τὰ τοιαῦτα εἰδέναι.

37 Ἐρωτητέον δὲ καί, εἰ προσῆρτο τὸ σιτίον ἢ οὔ. καὶ γὰρ οὐδὲ τοῦτό φημι δυνατὸν εἶναι παρ᾽ ἑαυτοῦ γιγνώσκειν· καίτοι καταγελαστότατον δοκεῖ εἶναι τῶν ἐρωτημάτων παρὰ τοῖς δημοτικοῖς, εἰ μὴ εὐθύς τις ἁψάμε-
38 νος τοῦ νοσοῦντος εἰδείη ὅτι ἐδήδοκεν, ἀλλὰ ἑτέρου πυνθάνοιτο. ἐμοὶ δὲ καὶ τοῦτο ἀδύνατον δοκεῖ διαγνῶναι μὴ ἐρωτήσαντα, ὥσπερ καὶ
208 πη|νίκα προσῆρτο καὶ ποῖόν τι καὶ πόσον. ὁ γὰρ τῇ ῥώμῃ καὶ τῇ ἀσθενείᾳ τεκμαιρόμενος ἐπὶ πολλοῖς πολλάκις ἐξαπατηθήσεται· καὶ γὰρ τὸ ἱκανὸν προσαράμενος οὐχ ἱκανῶς ἐρρώσθη καὶ τὸ μὴ προσάρασθαί τινα πλέον ἔρρωσεν ἄν, μάλιστα εἰ διὰ πλησμονὴν ἀσθενεῖ.

39 Ἐρωτητέον δὲ καί, τί τὸ ἥδιστον αὐτῷ τῶν σιτίων. τοῦτο γὰρ ἔσθ᾽ ὅπῃ πρὸ τοῦ κρατίστου ὤνησεν, ἐπεὶ καὶ πέττεται ῥᾷον τοῦ ἀηδοῦς.

Sim.: 1s. τῷ δὲ – νόσος: cf. adn. ad § 29 ὕδερον: Hipp. Aer. 10 (65,14–19 Heib. = II 44,8–13 L.); Cael. Aurel. Chr. m. III 8 3s. δόξας ἐνυπνίων: Eur. Herc. 111s.; [Eur.] Rhes. 780 15 πρότερον: § 18 – § 19 (30,17–22) 16 φάρμακα: Hipp. De medicam. 441,42–442,67 Sch.; Aff. 37 (VI 246 L.) 23 δημοτικοῖς: Hipp. Acut. I 6 (I 111,15 Kw. = II 236,2 L.) 26 πηνίκα – πόσον: § 27 (34,1s.) 29 διὰ πλησμονὴν: § 22 (32,12–16); § 25 (32,31–34,3) 30s. ἐρωτητέον – ἀηδοῦς: Hipp. Aph. II 38 (IV 480 L.); Ruf. Fr. 363 (524 D. R.); Orib. Coll. med. III 17,11 (I 80,8 R.) = Synops. IV 16,11 (V 133,21 R.) = Eunap. I 34,11 (V 340,20s. R.); Aet. Amid. II 254 (I 247,1s. Ol.)

6 τί δὲ] τὸ δὲ Dg 18 παρόντων M: *corr.* Dg 21 τὸ *secluserit* Kudl. 22 γιγνώσκει M: *corr.* Dg *fort. leg.* ⟨τὸ⟩ καταγελ. 28 *fort. leg.* ἱκανόν ⟨τις⟩ *vel* προσαράμενός ⟨τις⟩, *quod praetulerit* Richter

Bei dem Manne aber, der träumte, er schwimme im Kaystros, 32
endete die Krankheit chronisch mit Wassersucht
Ich bin fest davon überzeugt, daß gemäß den Säften im Körper 33
Traumbilder zustande kommen, die dem Menschen Gutes und Schlimmes
anzeigen. Dafür aber gibt es keine andere Möglichkeit der Erfassung,
wenn man (es) nicht (von dem Kranken) hört.

6. Wie steht es nun mit den Krankheiten, die einem Menschen 34
angeboren sind? Ist es etwa möglich, sie auf andere Weise kennen-
zulernen oder nicht doch ebenfalls nur, indem man fragt? Und es kann
wohl keiner sagen: Diese Frage ist überflüssig! – es sei denn (er behaup-
tete dasselbe) auch vom Diagnostizieren der leicht und der schwer zu
behandelnden Krankheiten. Gilt doch zu Recht die Ansicht, jede
angeborene Krankheit sei schwerer zu behandeln als eine, die nicht
angeboren ist. Ferner eine Periode, die sich ausgebildet hat, eine Meta- 35
stase und alle Symptome, die früher einmal aufgetreten sind, auch das
muß man durch Fragen in Erfahrung bringen. Auch bedeutet es keinen
geringen Nutzen für Prorrhesis und Therapie, wenn es berücksichtigt wird.

7. Man soll aber auch nach der Art der Lebensführung fragen, 36
die der Kranke eingehalten hat, nicht solange er gesund war – denn
darüber ist schon vorher gesprochen worden –; jetzt handelt es sich
vielmehr darum, wie er während der Krankheit gelebt hat, sowohl um
die Medikamente, wenn er welche eingenommen hat, als auch um die
gesamte (bisherige) Therapie, nach der er behandelt worden ist, und wie
seine Reaktion im einzelnen ist. Denn um das augenblickliche Be-
finden zu ändern, um nichts von dem, was früher war, zu verändern,
und um herauszufinden, ob er etwas Notwendiges unterlassen hat, ist
es vorteilhaft, dies zu wissen.

Man muß auch fragen, ob er seine Nahrung zu sich genommen hat 37
oder nicht. Denn auch das, so behaupte ich, kann man unmöglich von
sich aus erkennen. Jedoch scheint dies bei den einfachen Leuten die
lächerlichste Frage zu sein, wenn man nicht gleich, nachdem man den
Patienten angefaßt hat, weiß, daß er gegessen hat, sondern einen
anderen danach fragt. Mir scheint aber, auch dies kann man ohne zu 38
fragen unmöglich erkennen, ebenso, wann er etwas zu sich genommen
hat und was und wieviel. Wenn man nämlich aus der Stärke und
Schwäche (des Patienten) seine Schlüsse zieht, wird man sich in vielen
Fällen häufig täuschen. Denn manch einer wird nicht genügend gekräf-
tigt, wenn er auch die genügende Menge zu sich genommen hat, und
das Fasten hat wohl schon manchen mehr gekräftigt, besonders wenn
er infolge einer Überfüllung krank ist.

Man muß auch fragen, welches sein Lieblingsgericht ist; denn 39
dieses nützt bisweilen mehr als die kräftigste (Nahrung) sonst, weil es
auch leichter verdaut wird als die unangenehme. Da er nämlich die

οὐ γὰρ μασωμένῳ μὲν τὸ ἀηδὲς καὶ καταπίνοντι ἀσθενῆ παρέχει τὴν
ἑκά⟨σ⟩τ[ερ]ου ἐνέργειαν, πέττοντι δὲ καὶ ἀναδιδόντι οὐχ ὁμοίαν ἂν
παράσχοι.
40 Καὶ τὸ εὐδιαχώρητον δὲ ἐρωτητέον καὶ τὸ οὐρούμενον καὶ τὸ ὀξυνό-
μενον καὶ τὸ ἄλλως πως φθειρόμενον· ἑκάστῳ γὰρ ταῦτά ἐστι καὶ οὐ
καθόλου. ὥστε ἐπαινέσαιμι ἂν καὶ ἰατρὸν τὸν νῦν πρῶτον ἐντυγχάνοντα
τῷ νοσοῦντι, εἰ μὴ ἀφ' ἑαυτοῦ μόνον ποιοῖτο τῆς θεραπείας τὴν εὕρεσιν,
209 ἀλλά τινα καὶ τῶν | ἐμπείρων τοῦ κάμνοντος εἰς συμβουλὴν καλοῖ,
μάλιστα μὲν ἰατρόν, εἰ δὲ μή, καὶ ἰδιώτην. οὕτω γὰρ οὐ διαμαρτήσεται
τοῦ συμφέροντος.
41 8. Ὅσα τε ἀλγήματά ἐστιν ἐπὶ ταῖς νόσοις γιγνόμενα, καὶ ταῦτα
ἐρωτᾶν. ἔστι μὲν γὰρ καὶ ἑτέρωθι συντεκμαίρεσθαί τινα ἀλγοῦντα, καὶ
στενάγματι καὶ βοῇ καὶ ῥιπτάσματι καὶ ἀπορίᾳ καὶ κλίσει σώματος καὶ
χροιᾷ καὶ λεπτότητι καὶ χειρῶν ἅψει, ἥν τε σὺ ἐθέλῃς ἅπτεσθαι . . .· δηλοῖ
γὰρ τὸ ὀδυνώμενον εὐθύς. καὶ αὐτὸς δὲ ὁ κάμνων πιέζει μάλιστα τὰ ἀλγοῦν-
τα, ὥστε καὶ τὰς ἀφώνων ὀδύνας ἐκ τῶν τοιούτων οὐκ ἂν ἁμαρτάνοις
συλλογιζόμενος. ἀλλὰ ἔστι μὲν κἀξ ⟨οἴκ⟩των διαγιγνώσκειν τοὺς πόνους
τῶν νοσούντων, χρὴ δὲ καὶ διαπυνθάνεσθαι· καὶ οὐδὲ τοῦτό πως ἐξαρκεῖ
[καὶ] πρὸς τὴν ὅλην διάγνωσιν, ὡς πολλοὶ ἤδη μαλακίᾳ καὶ τρυφῇ οὐδέν
τί που ⟨ἀ⟩κομψότερον ὀδύνην ὑπεκρίναντο τῶν ἐν ταῖς τραγῳδίαις
42 οἰμωζόντων. χρὴ δὲ καὶ τὰ ἄλλα ἐπιβλέπειν, εἰ σώφρων καὶ ἀνδρεῖος καὶ
ἐγκρατὴς ὁ ἄνθρωπος· οὐ γὰρ ἂν οὗτός γέ τι ψεύδοιτο τῶν περὶ τὴν
210 43 νόσον. | ἐπεὶ δὲ καὶ περιόδους τὰ πολλὰ ἔχουσιν οἱ πόνοι, καὶ τοῦτο
ἐρωτητέον. οὐ γὰρ δήπου τοὺς μὲν ἄλλους παροξυσμοὺς ἀναγκαῖον
πυνθάνεσθαι πηνίκα γίγνονται, τοὺς δὲ [ἄλλους] τῶν ἀλγημάτων παρα-
λείπειν.
44 9. Ἔχοι δὲ ἄν τινα χρείαν καὶ τὰ κατὰ κοιλίαν ἐρωτᾶν ὅπως διάκειται
τῷ ἀνθρώπῳ, ἆρά γε εὐδιαχώρητός ἐστιν ἢ οὔ· καὶ τὰ περὶ τὰς ἄλλας

Sim.: 2 πέττοντι – ἀναδιδόντι: Gal. Comm. Hipp. Acut. I 17 (CMG V 9,1, 136,3 Helmr.) 9 μάλιστα μὲν ἰατρόν: Hipp. Praec. 8 (33,5–9 Heib.) 12–14 ἔστι – ἅπτεσθαι: Hipp. Epid. II 2,10 (V 88 L.); Gal. Comm. Hipp. Epid. II = Depreh. morb. simul. (CMG V 10,1,206–210,16 Pfaff = V 10,2,4, 113–116 Deichgr.-Kudl.) 13 ῥιπτάσματι καὶ ἀπορίᾳ: Hipp. Epid. V 43 (V 232,20 L.) κλίσει σώματος: Hipp. Progn. 3 (I 81,7–82,4 Kw. = II 118,7 – 120,9 L.) 21s. σώφρων – ἐγκρατής: Plat. Gorg. 491d; Resp. 410e; 416d

2 ἑκάστου *scripsi*: ἑκατέρου M 7 μονεῖν M: *corr.* Dg ποιεῖτο M: *corr.* Dg 8 καλεῖ M: *corr.* Dg 13 κλείσει στόματος M: *corr.* Dg 14 *lac. post* ἅπτεσθαι *indicavi, cf. comm.* 83s.: ἥν τε – ἅπτεσθαι *secl.* Dg: ἥν γε Classen, ἅψει *ad medicum spectare suspicans* 16 ἀφώνους M: *corr.* Schubring 17 κἀκ τῶν M : *suppl.* Dg 19 καὶ *secl.* Dg 20 κομψότερον M: *corr.* Friedrich 23 περίοδοι M: *corr.* Dg 25 ἄλλους *secl.* Dg 27 ἔχει M: *corr.* Dg

unangenehme (Speise) nicht kaut, sie vielmehr (hastig) hinunter-
schluckt, teilt sie ihre jeweilige Nährkraft nur schwach mit; verdaut
und verteilt er sie dagegen (im Körper), so kann sie sie in ganz anderem
Maße mitteilen.

Man muß auch fragen, was bei dem Patienten den Stuhlgang 40
fördert, was Harn treibt, was Säure bildet und was sonst irgendwie
schadet. Denn das ist individuell (verschieden) und (durchaus) nicht
einheitlich.

Daher würde ich es auch begrüßen, wenn ein Arzt, der jetzt zum ersten Male zu einem Patienten kommt, nicht von sich allein aus die Therapie ausfindig machte, sondern noch einen, der den Kranken schon kennt, zur Beratung hinzuzöge, am besten einen Arzt, falls das nicht möglich ist, auch einen Laien. So wird er nämlich das Zuträgliche nicht verfehlen.

8. Auch welche Schmerzen bei den Erkrankungen auftreten, ist 41
zu fragen. Man kann zwar auch aus anderen Anzeichen schließen, daß
jemand Schmerzen hat, aus Stöhnen, Schreien, der unruhigen Bewe-
gung, der Beklemmung, der Lage des Körpers, seiner Farbe, seiner
Magerkeit und dem Griff seiner Hände, sei es, daß man selbst (ihn)
anfassen will, (sei es, daß) . . . Das offenbart nämlich sofort die
schmerzende Stelle. Auch preßt der Kranke selbst besonders die
schmerzenden Stellen, so daß man mit Hilfe dieser Erscheinungen so-
gar die Schmerzen von Leuten, welche die Sprache verloren haben,
sicher herausfinden kann. Es ist nun zwar möglich, auch aus den
Schreien die Schmerzen der Patienten zu diagnostizieren, man muß
aber auch Fragen stellen; und selbst das reicht nicht einmal für die
gesamte Diagnose aus. Denn viele haben schon aus Weichlichkeit und
Verwöhnung einen Schmerz geheuchelt, nicht weniger raffiniert als die
Schauspieler, die in den Tragödien wehklagen. Man muß aber auch 42
das Übrige beachten: ob der Patient beherrscht, tapfer und seiner
selbst mächtig ist. Solch einer nämlich wird, was die Krankheit
betrifft, nicht lügen. Da die Schmerzen aber vielfach periodisch auf- 43
treten, muß man auch danach fragen. Es wäre ja unnötig, sich nach
der Wiederkehr der anderen Anfälle zu erkundigen, wenn man die
der Schmerzen überginge.

9. Es dürfte aber auch nützlich sein zu fragen, wie der Leib des 44
Patienten beschaffen ist, ob er leichte Verdauung hat oder nicht. Ent-
sprechend soll man es auch hinsichtlich der übrigen Ausscheidungen

45 ἐκκρίσεις ὡσαύτως. καὶ γὰρ ἱδρὼς καὶ οὖρον καὶ ἔμετος τοῖς μὲν ῥᾳδίως,
τοῖς δὲ χαλεπώτερον δίεισι.
46 10. Εἰς μὲν οὖν τὰς κοινὰς νόσους, καὶ μάλιστα τὰς πυρετώδεις,
ταῦτά τε καὶ τὰ ὅμοια ἐρωτητέον. εἰς δὲ τὰ ἕλκη, εἰ μὲν ἀπὸ κυνὸς εἴη τὸ
ἕλκος, μὴ ἔτυχε δὴ ὁ κύων λυσσῶν· πολὺ γὰρ διαφέρει. τῷ μὲν γὰρ ἔναιμόν
τι ἐξαρκεῖ φάρμακον ἢ σπόγγος ὄξει βεβρεγμένος, τῷ δὲ καῦσίς τε, καὶ εἰ
πάνυ μικρὸν εἴη τὸ ἕλκος, καὶ δριμέων φαρμάκων προσαγωγὴ καὶ τήρησις
τοῦ ἕλκους εἰς πολὺ καὶ πόμα ἀψίνθιον καὶ ἀριστολοχία καὶ λύκιον καὶ
211 τῶν ποταμίων καρκίνων | τὸ ἀφέψημα καὶ σκόρδιον καὶ πετροσέλινον
καὶ ἡ γεντιανὴ καλουμένη ῥίζα. μέγα δὲ ὄφελος καί, εἰ μεταξὺ τῷ ἐλλε-
βόρῳ καθήραις. εἰ δὲ μή, κίνδυνος σπασθῆναι καὶ παραφρον⟨ῆσαι⟩ καὶ
δεῖσαι τὸ ὕδωρ καὶ ἀπολέσθαι.
47 Οἶδα γοῦν τινα δηχθέντα μὲν ὑπὸ λυσσῶντος κυνός, ἐν οὐδενὶ ⟨δὲ⟩
λόγῳ θέμενον τὸ ἕλκος, καίτοι πολλὰ μὲν τῶν ἰατρῶν παρακελευομένων,
48 πολλὰ δὲ τῶν οἰκείων. ἐκεῖνος μὲν δὴ ἀπέθανεν οὐ πολὺ ὕστερον παθών,
οἷάπερ ἐν τῇ νόσῳ ταύτῃ πάσχουσιν· ἡ δὲ γυνὴ αὐτοῦ τρίμηνος κυοῦσα
— ἐμίγη γὰρ αὐτῷ ἔτι τὸ ἕλκος ἔχοντι — ἔδεισε καὶ αὐτὴ τὸ ὕδωρ, ὥστε,
εἰ μὴ διὰ ταχέων ἐκελεύσαμεν ἐκβαλεῖν τὸ ἔμβρυον, δοκεῖ μοι ἂν ἀπο-
λέσθαι τρόπῳ τῷ αὐτῷ.
49 Τὰ δὲ τῶν ἄλλων θηρίων δήγματα καὶ πληγὰς ἄριστα μὲν εἰ καὶ
ταῦτα ἀνακρίνοιμεν. πρὶν γὰρ ἐπελθεῖν τὰ συμπτώματα μηχανώμενοι
τὸ ἑκάστῳ πρόσφορον ῥᾷον θεραπεύσομεν[ος]. Ὅμως οὖν ἔστι καὶ
212 τούτων διὰ σημείων τέκμαρσις καὶ μὴ λέγοντος τοῦ | δηχθέντος· ἐπὶ δὲ
τῷ κυνὶ οὐκ ἔστι, πρὶν ἂν τὸ πάθημα ἔλθῃ.
50 11. Ὅσοι δὲ ἐν πολέμῳ τιτρώσκονται τοξεύμασιν ἢ λόγχαις, τὰ
μὲν ἔξω διασχόντα καὶ ὅσα ὑπὸ τὸ δέρμα κρύπτεται ἰδόντι καὶ ἁψαμένῳ
κατάδηλά ἐστιν· τὰ δὲ εἴσω κρυφθέντα ἐρωτητέον, εἰ τὰ βέλη τύχοι
[αὐτοῖς] τις αὐτοῖς ἐξελκύσας, ἆρά γε σὺν τῇ ἀκίδι ἐξείλκυσεν ἢ μόνον
51 τὸν ὀιστόν. λάθοι γὰρ ἂν καὶ τὸν πάνυ ἔμπειρον ὑποῦσα ἡ ἀκίς. διόπερ

Sim.: 5 μὴ—λυσσῶν: Gal. Sect. 4; 8 (7,23—8,4; 18,24—19,18 Helmr.) = Deichgr., Emp. Fr. 19; 29 (99,21—26; 108,29—109,8); Gal. Theriac. 16 (XIV 277,16—280,10 K.) 5s. τῷ μὲν—βεβρεγμένος: Philum. 5,3 (9,20—25 Wellm.); Orib. Eunap. III 71 (V 432 R.); Paul. Aeg. V 4 (II 11 Heib.) 6—10 τῷ δὲ — ῥίζα: Philum. 2 (5,6 Wellm.); Diosc. Simpl. medicam. II 120 (III 299s. Wellm.); Orib. Ecl. med. 117 (IV 291s. R.); Eunap. III 72 (V 432 R.); Paul. Aeg. V 3 (II 7—10 Heib.) 9 ποταμίων — ἀφέψημα: Gal. Simpl. medicam. XI 24 (XII 356—359 K.) 10s. μέγα—καθήραις: Ruf. ap. Orib. Coll. med. VII 26,177 (I 243,1—3 R.) c. 11: cf. Cels. Med. VII 5 (308—310 M.); Paul. Aeg. VI 88 (II 129—135 Heib.)

1 ἔμετον M: *corr.* Dg 5 δὴ] δὲ M: *corr.* Dg 8 ἀριστολόχην M: *corr.* Dg 11 παράφρων M: *corr.* Dg 13 δὲ *add.* Dg 20 πληγαὶ M: *corr.* Dg 21s. μηχανόμενος τῶ M: *corr.* Dg 22 θεραπευσόμενος M: *corr.* Dg 24 ἐλθεῖν M: *corr.* Classen 27 κατάδηλον M: *corr.* Dg 28 αὐτοῖς τις αὐτῶ M: *corr.* Dg

halten. Denn manche schwitzen, urinieren und erbrechen leicht, manche 45
dagegen schwerer.

10. Hinsichtlich der verbreiteten Krankheiten, besonders der 46
fiebrigen, muß man nun dies und ähnliches fragen. Was aber Wunden
anbetrifft, (so sollte man), wenn die Wunde von einem Hunde(biß) her-
stammt, (fragen), ob nicht der Hund Tollwut gehabt hat. Das bedeutet
nämlich einen großen Unterschied. Denn im ersten Falle hilft ein
blutstillendes Mittel oder ein essiggetränkter Schwamm, im zweiten
dagegen Ausbrennen, auch wenn die Wunde ganz winzig ist, das Ein-
geben von scharfen Medikamenten, das Offenhalten der Wunde auf
lange Zeit und ein Getränk aus Wermut, Osterluzei, Kreuzdorn, dem
Absud von Flußkrebsen, außerdem Gamander, Petersilie und der
sogenannten Enzianwurzel. Es ist auch sehr vorteilhaft, zwischendurch
mit Nieswurz zu purgieren. Andernfalls besteht Gefahr, daß der Patient
Krämpfe bekommt, deliriert, wasserscheu wird und stirbt.

Ich kenne nun einen (Fall, daß ein) Mann von einem tollwütigen 47
Hunde gebissen wurde, aber der Wunde keine Bedeutung beimaß, ob-
wohl die Ärzte und (ebenso) die Verwandten ihn vielfach dazu auf-
forderten. Er starb daher nicht viel später unter den Leiden, die in dieser 48
Krankheit aufzutreten pflegen. Seine Frau aber, die im dritten Monat
schwanger war – denn sie hatte noch Umgang mit ihm, als er schon die
Wunde hatte –, begann auch selbst Hydrophobie zu zeigen, so daß sie,
wie mir scheint, auf die gleiche Art gestorben wäre, wenn ich nicht
schnell angeordnet hätte, einen Abortus herbeizuführen.

Die übrigen Tierbisse und -stiche dürfte man am besten ebenfalls 49
durch Fragen feststellen. Wenn man nämlich, ehe noch die Symptome
(der Folgeerkrankung) auftreten, das jeweils Zuträgliche anwenden
kann, wird man leichter heilen. Dennoch gibt es auch hier die Möglich-
keit, aus den äußeren Anzeichen Schlüsse zu ziehen, auch wenn der
Gebissene keine Auskünfte gibt. In dem Fall des Hundes aber besteht
diese Möglichkeit nicht, bevor das Leiden auftritt.

11. Bei allen, die im Kriege durch Pfeile oder Lanzen verwundet 50
werden, ist das, was nach außen hervorragt oder was (dicht) unter der
Haut verborgen ist, deutlich zu sehen und zu fühlen. Was aber innen
verborgen ist, muß man erfragen: Wenn jemand ihnen das Geschoß
herausgezogen hat, ob er es mit der Spitze herausgezogen hat oder nur
den Schaft. Denn es kann auch einem ganz erfahrenen (Arzt) entgehen,
wenn die Spitze noch im Körper verborgen ist. Deshalb empfehlen die 51

καλῶς παρακελεύονται τοῖς στρατιώταις οἱ ἰατροὶ φέρειν τὰ τοξεύματα
ἐμπεπηγότα, ὡς ἂν εἰδεῖεν αὐτοὶ κομιζόμενοι, μή τι ἐγκαταλειφθεί⟨η⟩
52 τῷ ἕλκει, καὶ ἅμα ἐμπείρως κομίζοιντο. ἀναγκαῖον δέ που καὶ περὶ
χρίσματος προπυνθάνεσθαι τῶν τοξευμάτων. πολλοὶ γὰρ ἐξευρόντες
φάρμακα, οἷς τὰ βέλη χρίονται, κἂν πάνυ μικρὸν τρώσῃ, ἀποκτείνουσιν.
53 εἰ δὲ προειδείημεν, τάχα τι καὶ πορίσαιμεν ἂν ἑκάστου φαρμάκου ἴαμα.
54 τοῦτο μὲν δὴ τὸ ἐρώτημα οὐ τοῦ τραυματίου ἐστίν, ἀλλά τινος αἰχμα-
λώτου ἢ αὐτομόλου.
213 55 Τὰ δὲ | ἐν κεφαλῇ τραύματα ὧδε χρὴ ἀνακρίνειν, καὶ μάλιστα, εἰ
μηδὲν φανερὸν κακὸν εἴη τῷ ὀστῷ, ἄφωνος δὲ ὁ πληγεὶς γένοιτο καὶ
ἐμέσαι τὸ μὲν αὐτίκα σιτίον ἢ φλέγμα, χολὴν δὲ ὕστερον, καὶ ἐπιπυρέξαι
πυρετῷ ὀξεῖ καὶ παρακρουστικῷ· κίνδυνος δὲ ῥῆγμα ἔχειν τὸ ὀστοῦν ἢ
56 κατὰ αὐτὸ τὸ ἕλκος ἢ ἑτέρω⟨θι⟩. τοῖς δὲ οὐδὲ ἕλκος τὸ παράπαν γίγνεται,
ἀλλ᾽ ὑπορρήγνυται τὸ ὀστέον καὶ πάσχουσιν οἷα εἴρηται.
57 Κατὰ γοῦν τὸν Σάμιον οὕτως ἔσχεν· ἦν μὲν ἐπιχώριος αὐτοῖς ἡ
ἑορτή, ἐν ᾗ διαστάντες ἀλλήλους βάλλουσι λίθοις. ἐνταῦθα δὲ πληγεὶς
οὗτος ὁ ἄνθρωπος τραῦμα μὲν οὐδὲν ἔσχεν [οὗτος] φανερόν, ἄφωνος δὲ
γίγνεται καὶ ἰλιγγιᾷ· καὶ μετ᾽ οὐ πολὺ μὲν ὑγιὴς εἶναι ἐδόκει, εἰκοστῇ δὲ
μετὰ τοῦτο ἡμέρᾳ παραφρονεῖν ἄρχεται. ὡς οὖν εἰσεκλήθην καὶ εἶδον
συνεχῶς μὲν ἁπτόμενον αὐτὸν τῆς κεφαλῆς τρομώδη τε ὄντα καὶ παρα-
κρουστικόν, ἠρόμην, ⟨εἰ⟩ ἐπλήγη τὴν κεφαλὴν οὗτός ποτε, τῶν δὲ φησάν-
58 των θαρρῶ⟨ν⟩ ἔφην συντετρῖφθαι τὸ ὀστέον αὐτοῦ. ἔπειτα μεγάλην
214 τομὴν τεμόντες καθ᾽ | ὃ μάλιστα ἥπτετο ταῖς χερσὶ μέρος εὕρομεν ἐρρωγὸς
ἐπὶ μήκιστον τὸ ὀστοῦν, καὶ τὸ λοιπὸν ἰώμεθα ὥσπερ τὰ κεφαλόκλαστα.
τοῦτο μὲν δὴ οὕτως ἔσχε.
59 Χρὴ δὲ τὸν ἐν κεφαλῇ τραυματίαν ἀνερωτᾶν τὸ σχῆμά τε τοῦ βέλους
καὶ μέγεθος καὶ σκληρότητα. ἀπὸ γὰρ τῶν ἴσων βολῶν τὰ περιφερῆ καὶ
60 μεγάλα καὶ στερεὰ μᾶλλον ῥήσσουσι, τὰ δὲ ὀξέα μᾶλλον τιτρώσκει. καὶ
ἰσχὺν δὲ τοῦ βάλλοντος ἐρωτᾶν καὶ προθυμίαν εἰς τὴν πληγήν, καὶ εἰ
τὸ βέλος ἄνωθεν εἴτε οὖν παλιμβληθὲν ἔτρωσεν. ἐν πᾶσι γὰρ εὑρήσεις
μέγα τὸ ὄφελος ἤ τι καὶ διάφορον πρός τε τὰ ἀφανῆ καὶ τὰ ἐμφανῆ
61 ἐξαράγματα. καὶ τὰ μὲν σφενδόνῃ [τὰ δὲ] τῶν ἐκ χειρὸς ἰσχυρότερα, ⟨τὰ

Sim.: 3s. περὶ χρίσματος: cf. H. Schoene, Bonn. Jbb. 118, 1909, 7,3 9–44,4: Hipp. VC passim; Paul. Aeg. VI 90 (II 136–141 Heib.) 26–30 χρὴ — ἔτρωσεν: Hipp. VC 11 (II 12–14 Kw. = III 214–220 L.) 32 ἐξαράγματα: Gal. Gloss. Hipp. (XIX 98 K.): ἐξάραγμα· σύντριμμα

1 στρατιώτοις M 2 εἰδοῖεν M: εἰδεῖεν Dg: ἴδοιεν *mavult* Schubring ἐκγαταλειφθείη *scripsi*: -φθὲν M 4 ἐξεύροντες M: ἐξεῦρον Dg: *corr.* Classen 5 χρίοντες M *et* Dg: *corr.* Classen 8 αὐτομολ M 11 ἐμέσοιτο μὲν M: *corr.* Dg 12 δὲ] γὰρ *coni.* Dg, *fort. recte* 13 ἑτέρω M: *corr.* Dg 15 τὸν] τινα *mavult* Richter 17 οὗτος *secl.* Dg 18 *an* δοκεῖ 21 εἰ *suppl.* Dg: *malim* μὴ 22 θαρρῶ M: *corr.* Dg 27 βελῶν M: *corr.* Dg 30 ἥγουν M: *corr.* Dg 31 διαφέρον Dg, *fort. recte* 32–44,1 σφενδόνη· τὰ δὲ τῶν ἐκ χ. ἰ. καὶ αὐτὰ ἀπὸ μ. ἰσχυρότερα M: *corr.* Dg

Ärzte den Soldaten mit Recht, die Pfeile in der Wunde haften zu lassen, damit sie wüßten, wenn sie selbst sie herauszögen, ob nichts in der Wunde zurückgeblieben sei, und damit sie sie zugleich sachgerecht herauszögen.

Es ist notwendig, sich vorher auch nach einem Gift an den 52
Pfeilen zu erkundigen, denn viele haben Gifte ausfindig gemacht, mit denen die Geschosse bestrichen werden, und sie töten (auf diese Weise die Verwundeten), auch wenn (das Geschoß sie) nur ganz wenig verletzt. Wenn man das aber vorher wüßte, könnte man vielleicht für 53
jedes Gift ein Gegengift beschaffen. Das allerdings ist eine Frage, die 54
man nicht an den Verwundeten, sondern an einen Gefangenen oder Überläufer richten muß.

Bei den Kopfverletzungen muß man folgendes fragen, und beson- 55
ders, wenn der Knochen keine sichtbare Verletzung aufweist, der Verwundete aber die Sprache verliert, anfangs Speise oder Schleim, später aber Galle erbricht und danach von einem akuten Fieber mit Delirium ergriffen wird. Denn es besteht Gefahr, daß der Knochen gebrochen ist, entweder direkt an der Stelle, wo die Wunde sitzt, oder anderswo. Bei manchen tritt aber überhaupt keine Wunde auf, sondern der 56
Knochenbruch ist latent, und es zeigen sich bei ihnen die Symptome, von denen die Rede war.

Mit dem Manne aus Samos verhielt sich die Sache nun folgender- 57
maßen: Es gab bei ihnen das brauchtümliche Fest, bei dem sie sich in einem Abstand voneinander aufstellen und mit Steinen bewerfen. Dabei wurde dieser Mann getroffen. Er trug zwar keine sichtbare Wunde davon, aber er verliert die Sprache und bekommt Schwindelanfälle. Nicht viel später schien er (wieder) gesund zu sein, am zwanzigsten Tage darauf aber beginnt er zu delirieren. Als ich nun zu ihm gerufen wurde und sah, daß er dauernd seinen Kopf anfaßte, daß er außerdem Schüttelfrost hatte und delirierte, fragte ich, ob dieser (Mann) einmal einen Schlag auf den Kopf bekommen hätte, und als sie es bejahten, sagte ich mit Zuversicht, der Schädelknochen sei verletzt. Dann mach- 58
ten wir einen großen Schnitt in der Gegend, die er hauptsächlich mit den Händen betastete, und fanden, daß der Knochen auf eine große Strecke hin gebrochen war, und im übrigen behandelten wir ihn, wie man es bei Schädelbrüchen tut. So also verhielt es sich in diesem Falle.

Man muß bei einem Patienten, der eine Kopfverletzung hat, auch 59
nach der Form, der Größe und der Härte des Geschosses fragen; denn bei gleichartigen Schüssen führen die runden, großen und harten Geschosse eher zu einem Schädelbruch, die spitzen dagegen zu einer größeren Wunde. Auch nach der Kraft des Schützen muß gefragt werden und 60
nach der Wucht, mit der die Wunde verursacht wurde, und ob das Geschoß von oben her oder als Querschläger getroffen hat. In allen diesen

δὲ⟩ [καὶ] αὔ[τα] ἀπὸ μηχανωμάτων ἰσχυρότατα, ὥστε οὐκ ἂν εἴη παρ-
62 αιτητέον οὐδὲ ταῦτα. τέλος γε μὴν ἐρωτητέον καὶ τὰ ἐπὶ τῇ πληγῇ
σημεῖα τὰ ἔμπροσθεν εἰρημένα. εἰ γάρ τι ἐκείνων συμβαίνει, πάνυ χρὴ
πιστεύειν κακόν τι ἐνεῖναι τῷ ὀστέῳ.
63 12. Τὰ μὲν οὖν τοῦ νοσοῦντος καὶ τῶν παρόντων ἐρωτήματα
215 ταῦτα | καὶ ὅ τι τούτων ἐγγυτάτω ἐστίν. ἄλλα δὲ καὶ κατὰ ἔθνη ἐστίν.
οἷον εἴ τις ἀφίκοιτο εἰς τὴν ξένην, πυνθάνεσθαι χρὴ περὶ τῶν ὑδάτων,
ὁποῖά ἐστι καὶ εἴ τινας ἐξαιρέτους ἔχει δυνάμεις, οἷαι εὑρίσκονται πολλαί,
αἱ μὲν γαστέρα ὑπάγουσαι, αἱ δὲ τὴν οὔρησιν, αἱ δέ τινες πρὸς πέψιν
πονηραί, αἱ δὲ κατὰ ἧπαρ καὶ σπλῆνα κακουργοῦσαι, αἱ δέ τινες καὶ
λίθον ἐν νεφροῖς καὶ κύστε[σ]ι τίκτουσαι, ἄλλαι δὲ ἄλλα παρεχόμεναι, αἱ
μὲν κακά, αἱ δὲ ἀγαθά. τὸ μὲν γὰρ ἐν Λεοντίνοις τῆς Σικελίας ὕδωρ ἀπο-
κτείνει τοὺς πιόντας, καὶ τὸ ἐν Φενεῷ τῆς Ἀρκαδίας τὸ καλούμενον ὕδωρ
Στυγός. τὸ δὲ ἐν Κλείτορι τῆς Ἀρκαδίας, εἴ τις ἐν αὐτῷ λούσαιτο, οὐκ
ἂν οὐδὲ ὀσμῆς ἀνάσχοιτο οἴνου. τὸ δὲ ἐν τῇ Λυγκηστίδι εἰς μέθην
64 ἐμβάλλει· τὸ δὲ ἐν Χαλκίδι τῆς Ἀρεθούσης ποδάγραν ἐμποιεῖ. ὅσαι δὲ
ἕτεραι φύσεις εὑρίσκονται παρ' ἑκάστοις τῶν ὑδάτων καὶ καρπῶν καὶ
ἀέρων οὐδέ⟨ν⟩ ἐοικυῖαι ταῖς ὡς ἐπίπαν καθεστηκυίαις, [ἃς] χρὴ πυν-
θανόμενον παρὰ τῶν ἐπιχωρίων ἢ πειράζοντα ἐν χρόνῳ εἰδέναι. διάγνω-
216 σις γὰρ ἀκριβὴς | ἄλλη οὐκ ἔστιν, ἐπεὶ οὐδὲ νοσήματα ἐπιδήμια ἔστιν
ἑτέρως εἰδέναι· πολὺς γὰρ κἀν τούτοις ὁ παράλογος καθ' ἑκάστην χώραν.
65 ἐν γοῦν τῇ Ἀραβ⟨ί⟩ων γίγνεται νόσημα ὄφις, ὃ σημαίνει ἑλληνιστὶ
66 νεῦρον. ἔστι δὲ πάχος ὅσον χορδή, ὃ κινεῖται καὶ ἀναστρέφεται ἐν τῇ
σαρκὶ ὥσπερ τὰ ἑρπετά, μάλιστα δὲ κατὰ μηροὺς καὶ κνήμας, ἀτὰρ καὶ
67 ἄλλῃ τοῦ σώματος. ἐγὼ γοῦν ἐν Αἰγύπτῳ εἶδον ἄνθρωπον Ἀράβιον
ἔχοντα τὴν νόσον τήνδε, καὶ ὁπότε ἔξω προκύπτειν μέλλοι, ὠδυνᾶτο καὶ
ἐπύρεσσε, καὶ ἀνῴδει ὥσπερ τὰ ἐμπυήματα, μέχρι δὴ διελθὼν ἐμύδησε καί

Sim.: 3 ἔμπροσθεν εἰρημένα: § 55 (42,9–12) 12–16 τὸ — ἐμποιεῖ: Oehler passim; Ruf. ap. Orib. Coll. med. V 3,28s.; 34s. (I 120,4–8; 16–23 R.) 12 Λεοντίνοις: Antig. Hist. mir. 159 Keller; Plin. Nat. hist. XXXI 27 13 Φενεῷ: Antig. 158; Vitr. VIII 3,16; Strab. VIII 4; Plin. II 231; XXXI 26 14 Κλείτορι: Sotio Flum. 12; 24 West.; Vitr. VIII 3,12; Ov. Met. XV 322s.; Plin. XXX I 16; Athen. II 43 F; Anon. Florent. 12; 24 Oehler; Vib. Sequ. p. 152,20 Riese; Oehler 74–76 15 Λυγκηστίδι: Antig. 164; Sotio 20; Aristot. Metereol. II 3 (359b 17s.); Vitr. VIII 3,17; Ov. Met. XV 329–331; Sen. Quaest. nat. III 20,6; Plin. II 230; Anon. Florent. 20; Oehler 89–91 22 ὄφις: Gal. Loc. affect. VI 3 (VIII 392,17–393,5 K.); [Gal.] Introd. 19 (XIV 790,18–791,2 K.); Defin. med. 437 (XIV 449 K.); Paul. Aeg. IV 58 (I 387s. Heib.)

6 κατὰ καὶ M: *corr.* Dg 8 τινα Dg 10 πονηρὰν M: *corr.* Dg 11 κύστεσι M: *corr.* Dg ἄλλαι] ἄλλας M: *corr.* Dg 13 φανεω M: *corr.* Dg 14 ἐν Κλείτορι *scripsi*: ἐγκλήτορι M: ἐν Κλειτορίῳ Dg; *cf. comm.* 99,1 αὐτοῖς M: *corr.* Dg 15 λιγγιστηνῇ M: *corr.* Dg; *cf. comm. l. c.* 18 οὐδὲ M: *corr.* Dg ἃς *secl.* Dg: *fort. leg.* ταύτας 22 ἀρράβων M: *corr.* Deichgr. 22s. ὃ — νεῦρον *ut glossema ad vocem* χορδή *spectans deleverit* Kudl., *fort. recte*; *cf.* Hesych. *s.v.* χορδή· νευρὰ κιθάρας

Dingen liegt ein großer Nutzen, wie man finden wird, oder doch ein (gewisser) Vorteil, was unsichtbare und sichtbare Knochenbrüche betrifft.

Auch sind die Geschosse aus der Schleuder von größerer Durchschlagskraft als die mit der Hand geworfenen, die von den Wurfmaschinen abgeschossenen aber besitzen die größte Durchdringungskraft. 61
Daher wäre auch das nicht zu übergehen. Schließlich aber ist noch nach den Symptomen bei der Verletzung zu fragen, von denen vorher die Rede war; denn wenn eines von denen auftritt, muß man fest damit rechnen, daß der Knochen Schaden erlitten hat. 62

12. Die Fragen, die man an den Patienten und an die Anwesenden zu richten hat, sind also diese und ihnen ähnliche. Weitere (Fragen) ergeben sich auch nach den einzelnen Völkern. Zum Beispiel muß man, wenn man in eine fremde Gegend kommt, fragen, wie das Wasser beschaffen ist und ob es irgendwelche außergewöhnlichen Eigenschaften besitzt, welche sich zahlreich finden; (da gibt es) solche, die stuhlfördernd, solche, die harntreibend sind, andere sind der Verdauung hinderlich, andere schaden der Leber und der Milz, manche führen zur Bildung von Nieren- und Blasensteinen, andere verursachen wieder anderes, teils Gutes, teils Schlimmes. 63

So führt das Wasser in Leontinoi auf Sizilien den Tod derer herbei, die von ihm trinken, ebenso das Wasser in Pheneos in Arkadien, das man Styxwasser nennt. Was das Wasser in Kleitor in Arkadien angeht, so kann jemand, wenn er in ihm gebadet hat, nicht einmal (mehr) den Geruch von Wein aushalten. Das (Wasser) in der Lynkestis führt einen Rausch herbei, das der Arethusa in Chalkis verursacht Podagra.

Was sonst noch an Eigentümlichkeiten, die nicht mit den sonst 64
allgemein bestehenden Verhältnissen übereinstimmen, bei den Wassern, Früchten und im Klima auftritt, darüber muß man sich durch Fragen informieren oder es im Laufe der Zeit ausprobierend kennenlernen. Denn eine andere Möglichkeit, sie genau zu erkennen, besteht nicht, zumal epidemische Krankheiten auf andere Weise überhaupt nicht zu erfahren sind. Auch bei diesen gibt es ja vielerlei Ungewöhnliches, je nach der Gegend.

In Arabien z. B. tritt eine Krankheit „Ophis“ auf, was griechisch 65
νεῦρον (Sehne, Nerv) bedeutet. (Das Tier) ist so dick wie eine 66
Darmsaite und bewegt und dreht sich im Fleisch wie die Schlangen, hauptsächlich in der Gegend der Schenkel und Waden, allerdings auch anderswo im Körper. Ich sah nun in Ägypten einen Araber, der 67
diese Krankheit hatte, und jedesmal, wenn (der Wurm) nach außen hervorbrechen wollte, verspürte er Schmerzen und bekam Fieber. Und (die Stelle) schwoll auf wie die eitrigen Geschwüre, bis sie schließlich aufbrach und feucht und faulig wurde. Der Mann hatte nun diese 68

68 διεσάπη. ἐκείνῳ μὲν κατὰ κνήμην οὕτως ἔσχε, ⟨τ⟩ῇ θεραπαί⟨ν⟩ῃ δὲ αὐτοῦ
69 κατ' ὀμφαλόν, ἄλλῃ δέ τινι κατὰ βουβῶνα. πυνθανομένῳ δέ μοι, εἰ
συνήθης ἐστὶν Ἀραβίοις ἡ νόσος, ἔφασκον μὲν καὶ Ἀραβίους οὕτως
νοσεῖν καὶ τῶν ἀφικνουμένων δὲ ξένων πολλοὺς ἐνίσχεσθαι τῇ νόσῳ
πιόντας τοῦ ὕδατος· τοῦτο γὰρ μάλιστα αἴτιον εἶναι. |
217 70 Μυρία δ' ἂν καὶ ἄλλα τοιουτότροπα ἱστορεῖν ἐξεύροις, εἰ μόνον
πρόθυμος ⟨εἴης⟩ εἰς τὸ ἐξευρεῖν καὶ βοηθήματα ⟨τὰ⟩ ἐπιχώρια ἑκάστοις,
ὥσπερ Αἰγυπτίοις ⟨εἰσὶ⟩ συρμαϊσμοί τε καὶ ἔμετοι καὶ κλυσμοί, τοῖς δέ
γε καὶ αἵματος ἀφαιρέσεις, τοῖς δὲ αἱ διὰ τῶν ἐλλεβόρων καθάρσεις.
71 Ἤδη οὖν μοι σαφὴς ἡ γνώμη ἐστίν, †ὅτι ἂν ἀφικέσθαι βούληται†.
τὰ μέντοι σύμπαντα οὔτε λόγος αὐτάρκης οὔτε χρόνος ἱκανὸς σημῆναί
τε καὶ ἐξευρεῖν. τὸ δὲ κεφάλαιον τῆς γνώμης εὑρεθὲν καὶ ὑποβληθὲν
τῷ ἰατρῷ ἔχοι ἂν πάμπαν τὸ δέον.
72 13. Εἰ δέ τις φήσει ἐμὲ ἐναντίον γιγνώσκειν Ἱπποκράτει, ὅς δὴ
τέχνην ἔλεγεν ἐξευρηκέναι, δι' ἧς δυνήσεται ὁ ἰατρὸς ἀφικόμενος εἰς πόλιν,
ἧς ἄπειρός ἐστι, περὶ τῶν ὑδάτων εἰδέναι καὶ περὶ τῶν ὡρῶν, ὅπως
τε τοῖς ἀνθρώποις αἱ κοιλίαι ἔχουσι, καὶ εἰ φιλοπόται εἰσὶ καὶ εἰ ἐδωδοί,
καὶ περὶ τῶν νοσημάτων ὁποῖα ἐπιδημεῖν εἴθισται, καὶ αἱ γυναῖκες ὅπως
218 πρὸς τοὺς τόκους διάκεινται, καὶ ὅσα ἄλλα ἐκεῖνος ὑπέσχετο τῇ | τέχνῃ—
μηδένα ἐρωτῶν τῶν ἐπιχωρίων, ἀλλὰ παρ' ἑαυτοῦ—μανθάνειν· ταῦτα δὲ
εἴ τις προ[σ]φέρων ἐπιμέμφοιτό μοι ὡς τῷ ἀρίστῳ τῶν ἰατρῶν περὶ τῶν
μεγίστων ⟨οὐ⟩ συγγιγνώσκοντι, λέγω πρὸς ἐκεῖνον οὐδέν με[ν] τῶν ἐκεί-
νου ἀτιμάζειν, ἀλλὰ τὰ μέν τινα καὶ οὕτως εὑρεθῆναι περί τε ὡρῶν
καταστάσεων καὶ φύσεως σώματος καὶ διαίτης τρόπων καὶ ὑδάτων τὴν
κοινὴν ἀρετήν τε καὶ κακίαν καὶ νοσημάτων τὴν κοινὴν [καὶ] ἰδέαν, τὰ[ς]
δὲ [δι'] ἱστορίας τῆς παρὰ τῶν ἐνοικούντων εἰς τὴν διάγνωσιν χρῄζειν,
73 καὶ μάλιστα ὅσα ἄτοπα καὶ ξένα ἑκάστοις ὑπάρχει. τοῦ μὲν σοφίσματος
καὶ πάνυ ἄγαμαι τὸν ἄνδρα καὶ πολλαχῇ καλῶς αὐτῷ ἐξεύρηται, παρα-
κελεύομαι δὲ μηδὲ τῶν ἐρωτημάτων ἀφίστασθαι τὸν μέλλοντα ὀρθῶς
ὑπὲρ ἁπάντων γνώσεσθαι.

Sim.: 8 συρμαϊσμοὶ — κλυσμοί: Herod. II 77,2; Gal. Comm. Hipp. Artic. II 48 (XVIII A 484 K.); [Diocles] ap. Paul. Aeg. I 100,3 (I 70,5–8 Heib.); Orib. Coll. med. VIII 1,26–41 (I 249s. R.) 11–13 τὰ — δέον: cf. § 29 (34,15–17) 14ss. Ἱπποκράτει: Hipp. Aer. 1–2 et passim

1 ἐκείνων M : *corr.* Dg ἡ θεραπαια (ει *supra*) M : *corr.* Kudl. 2 ἄλλη M : ἄλλῳ *maluit* Dg, *fort. recte* 4 πολλοὶ M: *corr.* Dg 5 πιόντες M: *corr.* Dg 7 πρόθυμος ⟨εἴης⟩ εἰς *scripsi* : προθυμεῖν εἰς M : -μοῖο εἰς *tempt.* Dg τὰ *add.* Dg 8 εἰσὶ *suppl.* Dg: *fort. leg.* ⟨τοῖς μὲν⟩ Αἰγ. ⟨εἰσὶ⟩ *vel* Αἰγ. ⟨μέν εἰσι⟩ συρμαϊσμούς τε καὶ ἐμέτους καὶ κλυσμούς M: *corr.* Dg 10 ὅτι ἂν ἀφικέσθαι M : ὥτῳ (?) ἂν ἐφικέσθαι Dg: *locus nondum sanatus* 13 ἔχει M: *corr.* Dg 14 φήσειέ με *coni.* Dg, *fort. recte* Ἱπποκράτους M : *corr.* Dg 15 ἐξευρισκέναι M : *corr.* Dg 17 φιλόποτοι M *et* Dg : *correxi ex* Hipp. 20 ἐρωτᾶν M: *corr.* Dg 21 προσφέρων M: *corr.* Dg 22 οὐ *inserui* : μὴ *maluit* Dg, *cf. comm.* 105,4 μὲν M : *corr.* Dg 24 καταστάσεως *coni.* Dg, *fort. recte* φύσιν M: *corr.* Dg 25 καὶ *secl.* Dg

Erscheinung an der Wade, seine Dienerin aber in der Gegend des
Nabels, eine andere (Frau) in der Lendengegend. Als ich aber fragte, 69
ob diese Krankheit bei Arabern gewöhnlich sei, sagten die Leute,
sowohl die Araber litten an dieser Krankheit, aber auch viele Fremde,
die dorthin kämen, würden von ihr befallen, wenn sie von dem Wasser
tränken. Denn dies sei vor allem daran schuld.

Tausenderlei ähnliche Beispiele könnte man finden, um sie zu 70
erforschen, wenn man nur auch die Gegenmittel ausfindig machen
wollte, die in den einzelnen Gegenden üblich sind, wie z. B. die Ägypter
Rettichkuren, Erbrechen und Klistiere anwenden, manche auch Aderlässe, andere Nieswurzkuren zur Abführung.

So ist nunmehr nach meinem Dafürhalten meine Absicht deutlich 71
geworden ... Alles freilich anzugeben und herauszufinden, dazu reicht
weder der menschliche Verstand noch die Zeit. Die Hauptsache meines
Anliegens ist gefunden und dem Arzt vor Augen geführt: Das dürfte
wohl vollauf genügen.

13. Sollte aber jemand einwenden, ich verträte eine Hippokrates 72
entgegengesetzte Ansicht, der doch behauptete, eine Methode entdeckt zu haben, nach welcher der Arzt, der in eine ihm nicht bekannte Stadt komme, imstande sei zu erkennen, wie es mit dem Wasser und den Jahreszeiten stehe, wie der Leib der Menschen beschaffen sei, ob sie viel tränken und viel äßen, welche Krankheiten epidemisch aufzutreten pflegten, wie es mit den Geburten bei den Frauen stehe, und was er noch alles – ohne einen Einheimischen zu fragen, sondern auf sich allein gestellt – durch seine Methode ausfindig zu machen versicherte: wenn also jemand das alles vorbrächte und mich tadelte, daß ich dem besten aller Ärzte in den wichtigsten Fragen nicht zustimmte, so erwidere ich dagegen, daß ich nichts von dessen Lehren verunglimpfe, daß vielmehr manches auch auf diese Weise gefunden werden kann, hinsichtlich des Charakters der Jahreszeiten, der Beschaffenheit des Körpers, der Arten der Lebensweise, und die allgemeinen Vorzüge und Nachteile des Wassers, die allgemeine Art der Krankheiten, daß manches aber von den Einheimischen für die Diagnose erforscht werden muß, besonders die Fälle, wo etwas Ungewöhnliches und Fremdartiges
bei den einzelnen vorliegt. Das scharfsinnige Forschertum jenes Mannes 73
schätze ich sehr, und vielfach hat er schöne Entdeckungen gemacht. Ich rate aber jedem, der in allem zu richtiger Kenntnis kommen will, nicht von der Befragung Abstand zu nehmen.

ἰδίαν M: *corr.* Dg 25s. τὰς δὲ δι' M: τά[ς] δὲ [δι'] *coni.* Kudl., τῆς δὲ [δι'] Dg: *fort. leg.* τά[ς] δέ τι⟨να⟩ 26 τῆς] τοῖς M: *corr.* Dg

KOMMENTAR

1. KAPITEL

## Allgemeine Grundsätze der Befragung (§§ 1—10)

§ 1

Die Schrift hat kein Prooimion. Der erste, etwas allgemeiner gehaltene Teil befaßt sich gleich mit dem Thema; der Eingangssatz stellt gewissermaßen die These der Abhandlung auf. Die Notwendigkeit[1] der Befragung des Kranken durch den Arzt wird vorläufig durch den Hinweis begründet, durch sie würden Diagnose und Therapie erleichtert.

Es ist vielleicht nicht unbezeichnend für Rufus' Verhältnis zu seinem Beruf, daß er die Prognose nicht mit berücksichtigt (Erst § 20 wird sie erwähnt.). Sie wird ja im Sinne des Hippokrates mindestens zum Teil im Hinblick auf die Prorrhesis gestellt, die ihrerseits wiederum nicht wenig auf das θαυμάζεσθαι abzielt. Mit Sicherheit läßt sich sagen, daß Rufus wie kein anderer Arzt seine eigene Person bescheiden und sachlich im Hintergrund hält und daß ihm das θαυμάζεσθαι im höchsten Grade unangenehm gewesen sein dürfte, soweit sich das aus seinen Schriften entnehmen läßt.

In der Formulierung zeigt sich eine Eigenart, die in allen Werken des Ephesiers nachweisbar ist: seine Vorliebe für den Gebrauch sog. abgeschwächter Komparative (ἀκριβέστερον, κάλλιον, 24,4), die keinen eigentlichen Vergleich durchführen, sondern nur ein unbestimmtes „mehr" ausdrücken.[2]

§ 2

Die umschreibende Ausdrucksweise τὰς πεύσεις . . . ποιεῖσθαι (24,5), die ihrem Typ nach dem hellenistischen Sprachgebrauch

[1] Es ist sicher kein Zufall, daß Rufus in der vorliegenden Schrift (und auch sonst) durchgängig (24,3. 16; 26,17; 30,12; 36,11; 38,18. 21; 42,9. 26; 44,4. 7. 18) χρή statt des geläufigeren δεῖ gebraucht. δεῖ kommt hier nur in dem Referat der Lehre des Kallimachos (32,2.9; Zitat?) vor. Das kennzeichnet sein Bemühen, dem „höheren Stil" nahezukommen. Man darf darauf hinweisen, daß auch manche Schriften des C. H. χρή bevorzugen, z. B. das Prognostikon.

[2] Ilberg, Rufus 18, hat auf diesen Gebrauch hingewiesen. Vgl. auch Ders., Soranos 52,1.

angehört, aber schon den Tragikern, Thukydides und manchen Schriften des C. H. nicht fremd ist, darf bei einem nicht streng attizistischen Autor nicht verwundern. Zudem mag der Wunsch nach variatio des Ausdrucks mitbestimmend gewesen sein. Aber auch in der Literatur des zweiten nachchristlichen Jahrhunderts finden sich ähnliche Wendungen (vgl. Schmid, Att., Register s. v. ποιέω.).

Im Sinne des C. H. verwendet Rufus das Wort γνώμη (24,6) zur Bezeichnung der Geisteskräfte und des Geisteszustandes. In Parallelisierung zum Körper kann er auch vom Verstande eines Menschen sagen νοσεῖ ἢ ὑγιαίνει (vgl. Hipp. Acut. I 17 [I 117,5–7 Kw. = II 260,5–7 L.] ;Epid. II 2,8 [V 88,4f. L.]). Auf diese Bedeutung von γνώμη („Intelligenz") ist schon öfter hingewiesen worden.[1] Ich gehe deshalb nicht weiter darauf ein.[2]

Offenbar mit leichtem Anklang an stoische Terminologie verwendet Rufus zur Bezeichnung der individuellen Art eines Menschen den Ausdruck ὁρμὴ οἰκεία (24,10). Der Kranke besitzt ein für ihn allein spezifisches Temperament, das als οἰκεῖον bezeichnet werden kann, weil es ständig zu seiner Art gehört. Wenn Rufus diese Wendung gebraucht, besagt das noch nicht, daß er ein Anhänger der stoischen Lehre gewesen sein muß. Philosophisches Interesse – hierin unterscheidet er sich wesentlich von Galen – scheint ihm ferngelegen zu haben. Derartige Ausdrücke sind im Laufe der Zeit aus dem philosophischen Bereich in weitere Kreise gedrungen und wurden dort verwendet, ohne daß man sich über die Herkunft eines Begriffes dabei Gedanken machte.

Eine große Rolle spielt bei Rufus die Individualität des Patienten. Zu diesem Thema wird im dritten Kapitel noch einiges zu sagen sein. Hier soll nur soviel vorweggenommen werden:

Es genügt Rufus nicht, einfach zu konstatieren, wie die Reaktion des Patienten auf die Frage des Arztes ist, ob er ruhig und höflich[3],

[1] J.Bernays, Die heraklit. Briefe, Berlin 1869, 54; Ders., Ges. Abh. I 8; 87; Gomperz, Apologie 5f.; Schonack, vor allem 23; Snell, Begr. d. Wiss., vor allem 30. Weiter unten im Text (24,9) erscheint γνώμη wieder in einem „Hippokrateszitat". Man vergleiche Hipp. Off. 1 (II 30,6 Kw. = III 272,4 L.) und Galens Komm. zur Stelle (XVIII B 649–657 K.).

[2] Möglicherweise ist auch die Wendung ἰδέα νόσου (24,7) eine Hippokratesreminiszenz. Vgl. Nat. Hom. 2 (27,8f. Vill. = VI 36,4 L.). Zum Gebrauch von ἰδέα im Griechisch des fünften und vierten Jahrhunderts vgl. H. C. Baldry, Plato's 'technical terms', Cl. Qu. 31, 1937, 141ff.

[3] κόσμιος erscheint seit Platon (Phaed. 68c; 108a; Resp. 329d) als ein Bestandteil des Verhaltens des urbanen Menschen. πρᾶος, das Pindar und Platon als eine wesentliche Eigenschaft des Herrschers werten (neben ἤπιος, vgl. Nauhardt, 20ff.; 41), kann später von jedem Menschen gesagt werden. Die Gegenüberstellung θρασύς — κόσμιος geht wiederum auf eine Hippokratesstelle zurück, nämlich Prorrh. I 44 (V 522 L.). Vgl. Coac. 51 (V 596 L.).

frech oder furchtsam[1] antwortet, sondern es ist zu überlegen, ob die jeweilige Art zum Charakter des Kranken paßt oder nicht. Rufus hat diese Entdeckung nicht selbst gemacht. Sie findet sich vielmehr des öfteren im C. H.[2] Man denke an den Anfang des Prognostikon, wo von dem πρόσωπον ὅμοιον ἑωυτῷ (I 79,9–12 Kw. = II 112, 12–14 L.) die Rede ist.[3]

Der restliche Teil von § 2 bringt die Symptome, die auf eine Störung des Verstandes bei einem Patienten schließen lassen. Die Abwendung von der ὁρμὴ οἰκεία wird hier, vielleicht in Anlehnung an den hippokratischen Ausdruck ἀρχαίη φύσις, durch die Wendung μετάστασις ἀπὸ τοῦ ἀρχαίου τρόπου (24,14 f.) ausgedrückt.

παρακρουστικός (24,15), in der Sprache der Zeitgenossen des Rufus meistens durch παρακοπτικός ersetzt, ist durch den hippokratischen Gebrauch gerechtfertigt.

§ 3

Wechselbeziehung zwischen Fieber und Taubheit z. B. kennt bereits Hippokrates (Aph. IV 60 = IV 524 L.). Auch Phrenitis kann Taubheit im Gefolge haben (Epid. V 52 = VII 71 [V 236–38 = 432 L.]).

Rufus knüpft hier, indem er auch die Anwesenden befragt, an die alte hippokratische Tradition an, die das Wirken des Arztes nicht nur im Hinblick auf die Person des Kranken sah, sondern auch die Umgebung (im weitesten Sinne des Wortes, also Menschen und Umwelteinflüsse) mit einbezog. Am deutlichsten ist der Gedanke Aph. I 1 (IV 458 L.) formuliert. Die zugrundeliegende Anschauung, der Rufus hier nur in speziellerer Weise, nämlich für ein Teilgebiet der Medizin, Ausdruck verleiht, ist also bereits älteres Gut wie so vieles andere, das sich in dieser Schrift findet.

§ 4

Die Ausführung der in § 2 aufgezählten Gesichtspunkte ist leider durch eine Lücke empfindlich gestört. Auf den ersten Punkt, die körperliche Verfassung eines Patienten, die aus der Stimmstärke erschlossen werden kann und daraus, ob der Kranke zusammenhängend oder nur

[1] δεδοικότως (24,11) ist selten. Häufiger wird δεδιότως verwendet. Rufus bildet gern Adverbien von partic. perf. (28,14 τεταγμένως; ap. Orib. Coll. med. XLV 11,5 = III 167,25 R. πεφυλαγμένως).

[2] Eine Sammlung der Hippokratesstellen, die diesen Gedanken zum Ausdruck bringen, findet sich bei Müri, 41 ff.

[3] Vgl. Hipp. Aer. 18 und 19 (71–73 Heib.) und Tac. Germ. 4 (sui similis gens). Zu der Rolle solcher Begriffe in der antiken Ethnographie vgl. Norden, Urgesch. 54 ff.

mit Unterbrechungen antwortet[1], folgt die Art der Krankheit (νοσήματος ἰδέα, 26,3). Offenbar wurden in diesem Zusammenhang auch die betroffenen Körperteile behandelt. Der erhaltene Text setzt das voraus, aber die eigentliche Ausführung fehlt. Geht man von dem aus, was nach § 2 zu erwarten und was aus den zum Teil entstellten Partien nach der Lücke zu erkennen ist, so lassen sich folgende Anhaltspunkte für die Rekonstruktion des Gedankenganges gewinnen:

1. Auch die ἰδέα νόσου kann sich in der Antwort des Patienten verraten.
2. Als Kriterien können dem Arzt hierbei u. a. die Stimmungen des Kranken dienen, die sich in der Antwort ausdrücken (θρασύτης, ἄκαιρος λύπη), sowie Anomalien der Stimmwerkzeuge, z. B. ἀσάφεια γλώττης.
3. Allerdings muß sich der Arzt hüten, vorschnell ausschließlich an eine mögliche Krankheit zu denken, weil daneben noch andere Symptome berücksichtigt werden müssen (etwa, ob Fieber vorliegt oder nicht, vgl. 26,10f.).

Außer den Krankheiten, die genannt werden (βράγχωσις, γλώττης παραπληξίαι, τὰ κατὰ θώρακα καὶ περὶ πνεύμονα), war offenbar auch die Melancholie in irgendeiner Weise erwähnt, wie das folgende γάρ (26,5) zu vermuten nahelegt.

Daremberg hat die in den Handschriften an ἰδέαν anschließenden Wörter gestrichen. Außerdem ist in seiner Ausgabe die Lücke nach τινων angesetzt (durch ein Versehen?). Man kann jedoch, wie mir scheint, die überlieferten Teile retten, wenn man sich nur zu ein paar kleinen Änderungen entschließt. Daß eine Lücke vorliegen muß, ergibt sich aus dem nicht konstruierbaren Satzrest und aus der Tatsache, daß auf Dinge Bezug genommen wird, die nicht im Text erscheinen. Anlaß für eine Auslassung mag eine gleichlautende Buchstabenfolge gewesen sein, wahrscheinlich αν in ἰδέαν und ἄνευ. Bis ἰδέαν ist die Parallelität zum vorangehenden Satz gewahrt, so daß man nach diesem Wort die Lücke ansetzen muß.

Sicher folgten Beispiele für Veränderung der Stimme und für wechselhafte Stimmungen, die später wieder aufgegriffen werden. Der Ausdruck ἄνευ μελαγχολίας (26,3f.) entspricht in der Form ἄνευ τούτων (26,11) und setzt die Erwähnung der Melancholie genauso voraus wie § 6 die der πυρετοί. Mit allen Vorbehalten könnte man sich den Gedankengang des verlorenen Teils etwa so vorstellen: „Die Art der Krankheit

[1] φθέγμα, das ursprünglich nur in tragischer Sprache und in besonders poetischen Partien bei Platon (Resp. 615e; 616a; Legg. 655a; 812d) vorkommt, findet sich im 2. Jh. n. Chr. (Lukian, Philostrat) auch häufiger in Prosa. Vgl. Schmid, Att. IV 335.

und den betroffenen Körperteil (kann man erkennen), wenn der Patient z. B. mit heiserer oder hoher Stimme oder unwirsch oder traurig redet, wie es die Melancholiker tun. Liegt keine Melancholie vor (hier setzt der Text wieder ein), so kann man annehmen, daß Heiserkeit, Lähmung der Zunge oder Erkrankungen der Lunge und der Brustorgane vorliegen."

Daß es sich in dem Abschnitt hauptsächlich um Veränderungen der Stimmwerkzeuge gehandelt haben wird, erhellt aus den aufgezählten Krankheiten, die alle in irgendeiner Form die Stimme beeinflussen. Es ist unwesentlich, ob man annimmt, καταμάθοις ἂν (26,1) wirke noch nach, oder ob man ein entsprechendes übergeordnetes Verb (etwa γιγνώσκοις ἂν) neu ergänzt, auf jeden Fall muß man den Rest des Satzes ändern: . . . ἄνευ μελαγχολίας βράγχωσιν[1], γλώττης παραπληξίας[2] καί τιν⟨α τ⟩ῶν κτλ. Eine sichere Herstellung des ursprünglichen Wortlautes ist wohl ausgeschlossen, zumal nicht genau feststeht, wieviel eigentlich ausgefallen ist.

Rufus hat sich offenbar lebhaft für die Krankheit interessiert, die in der antiken Medizin als Melancholie bezeichnet wurde. Es ist bezeugt (Gal. De atra bile 1 = CMG V 4,1,1, 71,12–14 de Boer; Aet. Amid. III 116 = I 305, 11 Ol.; Ruf. Fr. 127 D. R.), daß er ein Spezialwerk über sie verfaßt hat. Aetios von Amida und der Araber Rhazes haben umfangreiche Exzerpte daraus erhalten. Die Beschreibung der wichtigsten und augenfälligsten Symptome, die in § 4 und § 5 angedeutet werden, finden sich ausführlicher bei diesen Kompilatoren wieder. Das sicherste Kennzeichen ist der Wechsel der Stimmungen, dem der Kranke unterworfen ist.[3] Er schwankt zwischen Forschheit und tiefster Niedergeschlagenheit (θρασύτης — ἄκαιρος λύπη 26,6, θαρρῶν καὶ ἀνιώμενος 26,7), die bis zu Selbstmordgedanken gehen kann. Hinzu kommen allerlei Zwangsvorstellungen und ,,fixe Ideen", von denen Aetios einige Beispiele aus Rufus anführt. Neben diesen seelischen Störungen, die schon den Ärzten des C. H. bekannt waren (z. B. Aph. VI 23 = IV 568 L., dazu Galens Kommentar XVIII A 35f. K.), scheint Rufus Veränderungen körperlicher Natur beobachtet zu haben, denen die Melancholiker unterworfen sind. Das erklärt erst, warum die Melancholie in diesem Abschnitt überhaupt erwähnt wird. Aetios VI 9

[1] Das Wort läßt sich mit Hilfe der lexikalischen Mittel nicht nachweisen. Da es aber korrekt gebildet ist und sich bei Rufus öfter sonst nicht belegte Wörter finden (vgl. ῥίπτασμα 38,13; κεφαλόκλαστα 42,24 usw.), sehe ich keinen Grund, es zu verdächtigen.

[2] Der Plural wird durch entsprechenden Gebrauch von παραπληγίαι bei Hippokrates gesichert. Vgl. Epid. II 3,1 (V 102,20 L.) und Epid. I 14 (I 191,10 Kw. = II 640,9 L.).

[3] Vgl. Deichgr., Bemerkungen zu Diogenes' Bericht über Heraklit, Philol. 93, 1938, vor allem 21f.

(II 144,13f. Ol.) erwähnt das übermäßig hastige Sprechen solcher Kranken, ihre Neigung, falsch zu artikulieren, und weitere Hemmungen, die beim Sprechen auftreten. Dazu tritt ergänzend eine Notiz, die Rhazes überliefert. Es heißt dort, Melancholiker könnten kein 's' sprechen, sondern ersetzten diesen Laut durch das 't'.[1] Abgesehen von dieser interessanten Einzelheit stimmt sein Text im Gedankengang mit dem bei Aetios ziemlich überein.

Solche und ähnliche Angaben, vor allem der Hinweis auf die hohe, dünne Stimme und auf Aussprachefehler, können u. U. ebenfalls in der Lücke gestanden haben. Die übrigen Symptome der Melancholie wurden wahrscheinlich nicht erwähnt, weil sie nicht in diesen Zusammenhang gehören. Nur der lapidare Satz καταφανὴς δὲ καὶ ἑτέρως ἐστίν (26,7f.) deutet in einer für den Mediziner verständlichen Form auf andere Erscheinungen hin, die mit der Krankheit zusammenhängen können.

§§ 5/6

Auch bevorstehender Lethargos kann schon am Sprechen des Patienten erkannt werden. Undeutliche Artikulation und Vergeßlichkeit kennzeichnen den baldigen Eintritt dieser Krankheit. Davon war schon § 2 (24,13f.) die Rede, ohne daß dort der Begriff selbst fiel. Lediglich die ἀσαφεῖς γλῶσσαι erschienen, allerdings allgemein unter den Symptomen des Deliriums. Daß es sich bei Lethargos um eine fiebrige Erkrankung handelt, geht aus § 6 (26,11) hervor: Ohne Fieber deuten dieselben Symptome auf Krämpfe und Epilepsie hin.[2] Damit scheint Rufus die Bedeutung des Begriffes auf eine einzige Krankheit eingeschränkt zu haben. Im C. H. werden mit dem Wort zwei verschiedene Leiden bezeichnet. Littré (II 572ff.; V 584f.) hat es wahrscheinlich gemacht, daß dort in erster Linie eine Fieberart gemeint ist, die mit ungewöhnlichem Schlafbedürfnis verbunden ist (Morb. II 65; III 5 = VII 100; 122 L.). Daneben erscheint Coac. 136 (V 610–612 L.) die Beschreibung einer gleichnamigen Erkrankung, die am ehesten Ähnlichkeit mit der tropischen Schlafkrankheit aufweist. Hier ist dagegen doch wohl der erste Typ gemeint, an den auch Galen denkt, wenn er von ληθαργικοὶ πυρετοί spricht (Comm. Hipp. Aph. III 30 = XVII B 646,15 K.). Eine weitere Beschreibung findet sich bei Paulos von Aigina III 9,1 (I 147 Heib.). Eine deutliche Parallele zu unserer Stelle bietet der Liber continens des Rhazes (Ruf. Fr. 139,1; 129 D. R.,

[1] Ruf. Fr. 127,20 (456,23f. D. R.): et non possunt formare s, sed loco ejus ponunt t; habent subtilem vocem et lingua eorum velox ad loquendum. Sprachstörungen bei Phrenitis erwähnt Cael. Aurel. Ac. m. I 3, 38.

[2] Das geht auf die Epid. VI 6,5 = Aph. V 70 (V 324,11f. = IV 562 L.) formulierte Anschauung zurück.

aus περὶ μνήμης ἀπολωλυίας von Rufus).[1] Wichtig ist auch dort die Unterscheidung zwischen Gedächtnisschwund mit und ohne Fieber (ohne weitere Erkrankung, unter die auch das Fieber zu rechnen wäre). Liegt kein Fieber vor, so können Krämpfe und Epilepsie, also eine mit Krämpfen verbundene, den Verstand lähmende Krankheit, auftreten.[2]

§§ 7/8

Es folgen in lockerer Reihung Beispiele für weitere Erkrankungen, wie sie schon § 4 angekündigt waren, zuerst Krankheiten der Brust- und Atmungsorgane, Schwindsucht und Asthma. Kriterien sind hierbei Stimmlage und -umfang. Soweit ich sehe, findet sich in der uns erhaltenen medizinischen Literatur der Antike nirgends direkt die Beobachtung formuliert, Schwindsucht verändere die Stimme in spezifischer Weise. Man achtet selbstverständlich darauf und weiß schon frühzeitig, daß hohe Stimme im Gefolge einer Krankheit nichts Gutes bedeutet (vgl. Hipp. Coac. 51 = V 596 L.) und daß aus der Art der Stimme Rückschlüsse auf eine Krankheit gezogen werden können (z. B. Hipp. De arte 12 = 18,6–9 Heib.), aber die direkte Zuordnung einer bestimmten Art der Stimme zu einer Krankheit scheint nirgends formuliert zu sein.[3]

§§ 9/10

War bisher von der Befragung des Patienten selbst die Rede, so kommt Rufus nun auf den besonderen Fall zu sprechen, wo ein Kranker überhaupt nicht reden kann, weil seine Sprachwerkzeuge ausgeschaltet sind. Das wurde teilweise schon § 3 (24,16–18) vorausgesetzt. Der Beginn von § 9 (26,17) weist jedoch deutlich auf § 2 zurück.[4] Daran schließt sich eine ausführliche Aufzählung der Hindernisse an, welche die Befragung der Angehörigen nötig machen können. Neu erscheint der κάτοχος in der Reihe. Gemeint ist die vollständige Starre, die einen Menschen in

[1] Der Abschnitt Aet. Amid. VI 23 (=Fr. 75 D. R.) ist stark mit Galenischem Gut durchsetzt, so daß er hier außer Betracht bleiben mag.

[2] Definitionen u. a. bei Galen Loc. aff. III 11 (VIII 193–201 K.); Aet. Amid. VI 13–21 (II 153–159 Ol.); Paul. Aeg. III 13 (I 152–156 Heib.); Alex. Trall. I 15 (I 535–575 P.); Cael. Aurel. Chr. m. I 4.

[3] Eine Stelle wie Aer. 6 (60,2f. Heib.) möchte ich nicht als Parallele gelten lassen, weil dort der Zusammenhang zwischen Klima und Beschaffenheit der Stimme betont wird.

[4] Der Typus αὐτόν τινα . . . τὸν νοσοῦντα ist für die klassische Zeit nur in trag. Sprache belegt (und einmal bei Thuc. VI 77,2). Der Bildung nach ähnelt auch das aristotelische τόδε τι diesen Formen. Da für den einzelnen Fall die Person des Patienten nicht festliegt, wird durch τὶς eine Verallgemeinerung im Speziellen herbeigeführt. Vgl. K.-G., Gr. Gr. II 1,662ff.

irgendeiner Stellung befällt und ihn in ihr zu verharren zwingt. Verbunden ist die Krankheit mit einer starken Minderung aller Lebensfunktionen.[1] Von den ληθαργικοί unterscheiden sich die κάτοχοι durch absolute Schlaflosigkeit und durch das Fehlen charakteristischer Verfärbungen und Schwellungen.

Der ἄφωνος wird ohne weitere Zusätze genannt. Es mag sich um Stummheit handeln, die infolge einer anderen Krankheit aufgetreten ist oder die bereits angeboren war.[2]

Die kasuistische Sorgfalt des Schlußabschnittes[3] verrät den Arzt, der aus seiner eigenen Praxis derartige Schwierigkeiten zur Genüge kennt. Besonders die Erwähnung der Fremdsprachigen ist bei Rufus, der den Orient bereist hat und in dessen Heimatstadt zu allen Zeiten Angehörige verschiedener Sprachgebiete zusammenströmten, nicht weiter verwunderlich.

2. KAPITEL

## Der Zeitpunkt des Beginns einer Krankheit und periodische Abläufe (§§ 11—14)

Hier verläßt Rufus den allgemeiner gehaltenen einleitenden Teil und behandelt im folgenden einzelne Teilgebiete der ärztlichen Tätigkeit, wo die Befragung eine besondere Rolle spielt. Zuerst (bis einschließlich § 45) werden die sog. κοιναὶ νόσοι, unter ihnen vor allem die fiebrigen Erkrankungen, berücksichtigt (vgl. § 46, 40,3f.), wenn es auch nicht ausdrücklich bei den einzelnen Fragen betont wird.

§ 11

Im vorliegenden Kapitel beschäftigt sich Rufus mit den Vorteilen, die sich für den Arzt ergeben, wenn er den Zeitpunkt des Beginns der

[1] Defin. u. a. bei Paul. Aeg. III 10 (I 149 Heib.).

[2] Verlust der Sprache z. B. Hipp. Acut. II 6 (I 148,23 Kw. = II 402,10 L.). Die Frage spielt in der vorliegenden Schrift noch einmal § 41 (38,16) eine Rolle.

[3] Anhand des Materials des Thesaurus Linguae Graecae in Hamburg, aus dem mir U. Fleischer freundlicherweise die wichtigen Stellen mitteilte, läßt sich die verderbte Stelle 26,22 mit ziemlicher Sicherheit emendieren. αἱμορροϊκός wird zwar gewöhnlich in der medizinischen Literatur von Hämorrhoiden gebraucht, aber Hipp. Coac. 335 (V 656 L.) wird αἱμορροίη ῥινός verwendet und ähnlich Morb. I 14 und 21 (VI 162,10f.; 182,17f. L.) von inneren Blutungen αἱμορροεῖν gesagt. Diese Belege mögen die Konjektur rechtfertigen. Freilich ist αἱμορραγικός nicht ganz auszuschließen.

Krankheit genau in Erfahrung bringt. Dabei überschneiden sich deutlich Gesichtspunkte wissenschaftlich-theoretischer Natur mit solchen, die den praktischen Arzt interessieren, der den Patienten zu behandeln und, wenn möglich, gesund zu machen hat.

Nahezu jeder Gedanke des vorliegenden Abschnittes läßt sich aus dem C. H. ableiten. Rufus formt lediglich das Material, das er in eindrucksvoller Weise beherrscht, für seine Zwecke um.

Gleich der erste Satz formuliert eine wichtige Anschauung des Hippokrates (vgl. Acut. II 22 [I 157,10–12 Kw. = II 436,5–7 L.]). Den kurzen, für den medizinisch gebildeten Zeitgenossen ohne weiteres verständlichen Bemerkungen von § 11 liegt die alte Periodenlehre, genauer, die Hebdomadenlehre des Hippokrates zugrunde[1], welche besagt, daß viele Krankheiten, besonders die fiebrigen, in geregeltem Ablauf zu- oder abnehmen und daß festliegende Tage, deren Abfolge durch die Zahl 7, deren Hälfte und Vielfaches, bestimmt wird, auf eine Krankheit entscheidenden Einfluß ausüben. So kann Rufus sagen, man könne aus dem Termin des Krankheitsbeginns die κρίσιμοι ἡμέραι erschließen (πρὸς τὴν τῶν κρισίμων διάγνωσιν, 28,2). Ausgehend vom ersten Tage der Erkrankung weiß der „dogmatische" Arzt, daß als erster der vierte Tag eine Wendung bringen kann, weil er als mittlerer der ersten Hebdomade besondere Bedeutung besitzt. Dann folgt der siebente, darauf der elfte als mittlerer der zweiten Hebdomade usw. Es ergibt sich auf diese Weise ein lange Reihe von κρίσιμοι ἡμέραι, die am übersichtlichsten im Prognostikon (c. 20) zusammengestellt sind und mehr oder weniger ausdrücklich zahllosen Schriften des C. H. zugrundeliegen.[2] Der „Dogmatiker" weiß genug, wenn er den Beginn der Krankheit fixiert hat. Er kann sich darauf beschränken, die Wiederkehr der κρίσιμοι zu beachten.[3]

§ 12

Während der ἀνίδρυτοι χρόνοι, an den Tagen, die nicht im Sinne der Hebdomadenlehre besonderes Gewicht besitzen, bezeichnen dieselben Symptome etwas anderes als an den kritischen Tagen. ἀνίδρυτος heißt alles, was sich nicht an feste Gesetzmäßigkeiten hält, in unserem Falle

[1] Zu diesem Fragenbereich vgl. W. H. Roscher, Die Hebdomadenlehren d. griech. Philos. u. Ärzte, AbhSächsAkWiss., Phil.-hist. Kl. 24,6 (1906); Ders., Über Alter, Ursprung u. Bedeutung d. hippokr. Schrift v. d. Siebenzahl, AbhSächsAkWiss., Phil.-hist. Kl. 28,5 (1911).

[2] Eine Übersicht über die Krisentage für einige Schriften des C. H. in Tabellenform bei Deichgr., Epid. 21; 44.

[3] Hippokrates gebraucht gewöhnlich das Medium φυλάσσεσθαι in dieser Bedeutung (vgl. Progn. 7 [I 83,21 Kw. = II 126,3 L.]; Acut. I 20 [I 118,22 Kw. = II 266,9 L.]; II 22 [I 157,10 Kw. = II 436,5 L.]). Das Aktiv findet sich in ganz ähnlichem Sinne bei Plat. Resp. 536a.

also etwas, das „wild“, nicht regelmäßig auftritt. Der Gegensatz würde wohl „periodisch“ lauten müssen oder, in der Terminologie des Ephesiers, εἰς τάξιν τινὰ ἱδρυμένον (§ 13, 28,15).

Zur Erläuterung folgen drei Beispiele. Das erste, das Rufus öfter verwendet zu haben scheint[1], findet sich bei Hippokrates mehrfach (Aph. IV 62; 64), allerdings nicht genau in der hier vorliegenden Formulierung. Das Eintreten von Gelbsucht bei Fieber wird begrüßt, sofern das nicht vor dem siebenten Tage geschieht. Am besten ist es immer, wenn die Gelbsucht an einem der κρίσιμοι ἡμέραι hinzukommt und keine weiteren Komplikationen im Gefolge hat. Rufus faßt den Inhalt beider Aphorismen in knappster Form zusammen. Die bei Hippokrates genannten Zahlen wiederholt er nicht alle. Der Ausdruck μετὰ τοῦτο (28,6) umfaßt sie, wobei natürlich nicht jeder beliebige Tag nach dem siebenten gemeint ist, sondern nur die κρίσιμοι. Der Termin für das erste Auftreten wird etwas weniger streng gefaßt: 6. oder 7. Tag. Für diese Ungenauigkeit kann sich Rufus sogar auf Hippokrates berufen, der im Prognostikon 20 (I 100,20–23 Kw. = II 168,16–170,2 L.) ausdrücklich sagt, man könne die Reihe der κρίσιμοι nicht in ganzen Tagen festlegen, weil Monate und Jahre nicht ohne Rest nach ganzen Tagen berechnet werden könnten. Auch sollte man, mindestens bei Rufus, mit Korrekturen rechnen, die, aus der ärztlichen Empirie gewonnen, das allzu starre Schema modifizierten.

Das folgende Beispiel wird einfach durch καί (28,7) angeschlossen; οἷον wirkt noch nach. Dem Satz οὖρα – ὑποπτότερον (28,7f.) liegen mehrere Stellen des C. H. zugrunde, die Rufus in knapper Form zusammenfaßt. Man vergleiche etwa Epid. I 11 (I 189,21–23 Kw. = II 634,3–5 L.). Die Unterscheidung von anfänglichem und fortgeschrittenem Stadium der Krankheit stellt in diesem Zusammenhang offenbar eine Zutat von Rufus dar. So etwas ist nur bei einem Manne möglich, der einerseits die tradierte Lehre vollkommen beherrscht, sich andererseits aber auch nicht scheut, überall dort Korrekturen anzubringen, wo sie seiner Kenntnis und Erfahrung nötig scheinen.

Ausgangspunkt für das Verständnis des dritten „Aphorismus“ (28,8–10) unserer Schrift[2] ist eine Stelle aus den Epidemien (II 3,9 = V 112 L.):

[1] Ruf. ap. Orib. Coll. med. XLV 30,31 (III 193,34–36 R.). Dort wird die Gelbsucht als Möglichkeit der Ablösung einer Krankheit durch eine weniger gefährliche behandelt. Fr. 79 D. R. ist stark mit Galenischer Lehre durchsetzt.

[2] Der einfache Anschluß mit ὡς scheint mir etwas hart zu sein, zumal schon das zweite Beispiel durch καί angeschlossen wurde. Ich halte es nicht für ausgeschlossen, daß im Text ursprünglich καὶ ὡς gestanden hat.

Galen konstatiert in seinem Kommentar einen scheinbaren Widerspruch dieser Behauptung zu Progn. 20 und Epid. II 1,7, wo ohne Einschränkung von dem günstigen Einfluß des Nasenblutens auf fiebrige Erkrankungen die Rede ist. Dann folgt seine Erklärung, die hier kurz referiert sein mag (CMG V 10,1, 283f. Pfaff): Ausschlaggebend für die Beurteilung des Nasenblutens während einer Krankheit sind erstens die Menge und die Stärke der Blutung und zweitens der Zeitpunkt, an dem sie auftritt. Schwaches Nasenbluten (ἀπὸ ῥινῶν στάξεις, 28,8f.) ist in dogmatischer Lehre ein Zeichen für die bevorstehende Verschleppung des Leidens, starkes dagegen bezeichnet die Krisis (283,23–25 Pfaff: . . . das Tröpfeln des Blutes aus der Nase ist ein schlechtes Zeichen, reichliches Nasenbluten dagegen ist ein gutes Zeichen, da es die stärkste Ursache der Krisis ist.).[1] Besonders besorgniserregend aber, so fährt Galen fort, ist es, wenn diese Blutungen am vierten Tage auftreten. Denn es ist ein Bestandteil der dogmatischen Lehre, daß bei akuten Krankheiten die Krisis an ungeraden Tagen auftreten muß (vgl. Hipp. Aph. IV 61 = IV 524 L.), bei chronischen dagegen an geraden. Da Nasenbluten primär nur bei akuten Krankheiten als Zeichen der eintretenden Krisis zu werten ist, ist es wünschenswert, daß es auf einen ungeraden Tag fällt. Andernfalls kündigt es einen Umschlag der akuten Erkrankung zum chronischen Leiden an.

Somit erweist sich der knappe Satz als aus der Verbindung mehrerer Stellen des C. H. hervorgegangen; die Form ist neu, das Gesagte alt.

Sehr merkwürdig ist der Gebrauch von ἁπλοῦς, das hier, wie der Gegensatz zu λάβρος zeigt, auf die Menge bezogen gesagt wird. Eine Parallele für diese Bedeutung des Wortes ist mir nicht bekannt.

§§ 13/14

Der letzte Teil des zweiten Kapitels ist dem Ablauf der Krankheit gewidmet, wie er sich dem Arzt aufgrund der Aussagen des Patienten darstellt, nachdem über die Perioden und den Zeitpunkt, an welchem sich der Kranke innerhalb der periodisch geregelten Abfolge befindet, Klarheit herrscht.[2]

Dann kehrt Rufus zu der eigentlichen Periodenlehre zurück. Die λύσις τριταίου (sc. πυρετοῦ) vollzieht sich nach dogmatischer Lehre

[1] Als Zeichen für die Krisis wird Nasenbluten auch § 31 der vorliegenden Schrift gewertet.

[2] παροξύνειν heißt, wie Galen Ad Glauc. I 5 = XI 18,4 K. lehrt, im Aktiv nichts weiter als „befallen". Es kann als Synonym zu εἰσβάλλειν, ἐνοχλεῖν gebraucht werden. Vgl. Thes. Ling. Graec. VI 543.
Für die Wendung εἰς τάξιν ἱδρύειν (28,15) bietet Rufus selbst eine Parallele: Orib. Coll. med. XLV 30,33: εἰς περιόδους ἱδ. (III 193,38f. R.).

. ebenfalls periodisch (Hipp. Aph. IV 59 = IV 522 L. und Epid. I 6 = I 186,2–5 Kw. = II 620,6–10 L.). Galen bietet im Kommentar zu den Aphorismen die notwendigen Erklärungen (XVII B 737–739 K.): Ein Fieberanfall dieser Art, der zwölf Stunden dauert, kehrt periodisch nach zwei Tagen und zwei Nächten wieder. Aber auch für die periodischen Fieber gilt die hebdomadische Krisenlehre, nur darf man in diesem Fall nicht mit einzelnen Tagen rechnen, sondern an ihrer Stelle mit den Perioden (a. O. 738: ὃ γὰρ ἐπὶ τῶν συνεχῶν ἡμέρα μία δύναται, τοῦτο ἐπὶ τῶν διαλειπόντων ὁ παροξυσμός, und etwas später: τετήρηται δὲ καὶ ἡμῖν ἐπὶ τῶν τεταρταίων αὐτῶν καὶ τῶν τριταίων ἡ κρίσις γιγνομένη κατὰ τὸν τῶν περιόδων ἀριθμόν, οὐ τὸν τῶν ἡμερῶν.).

3. KAPITEL

## Individualität und Gewohnheit (§§ 15—23)

Eine der grundlegenden Leistungen der antiken Medizin ist die Erkenntnis, daß zwischen den einzelnen Menschen wesentliche Unterschiede bestehen, die es dem Arzt nicht gestatten, gesammelte Erfahrungen unterschiedslos und schematisch in jedem Falle zu verwerten. Vielmehr muß jeder Krankheitsfall als ein ganz besonderer, noch nicht dagewesener betrachtet werden, da bei aller Ähnlichkeit im Allgemeinen wichtige Unterschiede vorliegen, die ihren Ursprung in der einmaligen, nicht wiederholbaren Individualität eines Menschen haben. Diese Einsicht erschien schon der Antike selbst als so wesentlich, daß z. B. der Verfasser der Schrift De prisca medicina die gesamte Medizin von ihren Anfängen her unter dem Gesichtspunkt fortschreitender Rücksichtnahme auf das Individuelle betrachten kann. Im Falle des kranken Menschen spielen diese Dinge natürlich eine besonders große Rolle. Die Beobachtung der individuellen Unterschiede war, nach Ansicht des Autors De prisca medicina, in erster Linie in der Diät möglich, wo man empirisch feststellen konnte, daß für Tier und Mensch andere Dinge zuträglich sind und daß unter den Menschen wiederum die Reaktion auf bestimmte Nahrungsmittel grundverschieden sein kann.

Solche Unterschiede sind in der besonderen Konstitution eines Menschen begründet. Der Terminus dafür lautet einfach φύσις[1], bis-

[1] Vgl. Burger, 31; Müri, 43ff., wo das Material aus dem C. H. zusammengestellt ist. Die Diss. von D. Holwerda, Commentatio de vocis quae est φύσις vi atque usu . . ., Groningen 1955, war mir leider nicht zugänglich.

weilen – das begegnet auch bei Rufus – erhält der Begriff noch eine nähere Bestimmung (φύσις ἑκάστου 30,5; ἰδία φύσις usw.). Daneben gehören zu den Dingen, welche die Individualität eines Menschen ausmachen, aber auch bestimmte Lebensgewohnheiten (ἔθη, ἐθισμοί), die der Arzt ebenfalls zu berücksichtigen hat. Rufus bemüht sich offensichtlich sehr darum, diesen Bereich in die Tätigkeit des Arztes einzubeziehen, wie sich noch zeigen wird. Grundlage bildet wiederum das Gedankengut des C. H.

§ 15

Auch im Falle einer Krankheit, die wiederholt einen Menschen befällt, kann ein gewisser ἐθισμός eintreten. Ein Leiden beispielsweise, das dem Arzt Besorgnis verursachen könnte, braucht für einen bestimmten Menschen nicht in gleicher Weise gefährlich zu sein wie für andere, in dem Fall nämlich, daß er dieselbe Krankheit schon einmal überstanden hat und Erfahrung mit der ihm zuträglichen Therapie besitzt. Man mag das auf dem Hintergrund der hippokratischen Lehre von den epidemischen Krankheiten verstehen, die ja zum Teil jahreszeitlich oder lokal bedingt immer wieder auftreten, oder man mag an eine gewisse „Disposition“ zu bestimmten Leiden denken.

Mit solchen Möglichkeiten rechnet auch Galen ausdrücklich in anderem Zusammenhang (Consuet. 32,23 Schm.: ... εἶθ' ὕστερον ἁλόντες ὁμοίῳ νοσήματι θεραπευθέντες τε δι' αὐτῶν ...).

Ein Gedanke, der ursprünglich in das Gebiet der Diätetik gehörte, wird hier auf die Therapie und die mit ihr zusammenhängenden Bereiche übertragen. Das scheint in dieser Form auf Rufus zurückzugehen, mag aber auch nicht ganz unbeeinflußt von empirischer Lehre sein[1], deren Anschauungen Rufus sicher gekannt hat.

Abgesehen von der unterschiedlichen wissenschaftlichen Haltung der empirischen und dogmatischen Schule zeigen sich ja bisweilen überraschende Anklänge in Methode und Therapie bei Vertretern beider Schulen. Davon wird noch die Rede sein.

Rufus bleibt jedenfalls in erster Linie „Dogmatiker“ (allerdings ein „aufgeklärter“), der eine feste Lehrmeinung mitbringt, die er gegebenenfalls nach den Erfordernissen des einzelnen Patienten ausrichtet. So muß man doch wohl auch den Satz ἅπερ ἂν – θεραπευόμενα (28,22–30,1) auffassen: Der Arzt, der eine bestimmte Krankheit bei einem Patienten festgestellt hat, weiß (das gehört zu den Dingen, die er „gelernt“ hat), sie ist gefährlich und wird u. U. schwer zu behandeln sein. Erst durch das Verständnis der Individualität, der besonderen Gegebenheiten, zu denen die ἐθισμοί gehören, modifiziert sich seine

[1] Vgl. Deichgr., Emp. 311.

anfängliche Anschauung, ohne daß sie im Prinzip falsch gewesen wäre.

Die wissenschaftliche Betrachtung, wie sie der Dogmatiker primär anwendet, würde dem Empiriker abgehen. Er kann einzig und allein vom jeweiligen Fall ausgehen, ohne auf ein festes Lehrgebäude zurückgreifen zu dürfen. So entfällt für ihn konsequenterweise die Möglichkeit, seine Lehre darzustellen. Lediglich seine Methode vermag er zu vermitteln. Und gerade diese resignierende Folgerung ist für den ,,Dogmatiker" Rufus undenkbar, da für ihn doch bei allem Eingehen auf den jeweiligen Fall ein festes Gerüst, eben das der dogmatischen Lehre, verbleibt. Auch im C. H. durchdringen sich beide Richtungen, Allgemeingültiges und Individuelles; sie ergänzen einander wechselseitig, ohne daß eines das andere ausschlösse. Nur die Verteilung der Akzente verschiebt sich jeweils in den einzelnen Gebieten der Medizin. Sogar in der Diagnose, um ein Beispiel außerhalb der Diätetik zu nennen, hat das Individuelle, speziell das ἔθος, seinen Platz.[1]

§ 16

Hier nimmt Rufus in ganz allgemeiner Form die Anschauung wieder auf, die schon im C. H. ausgesprochen ist. Der Autor der bereits erwähnten Schrift De prisca medicina z. B. drückt sie folgendermaßen aus (c. 20 = 52,9 Heib.): διαφέρουσιν οὖν τούτων (sc. τῶν ἀνθρώπων) αἱ φύσιες. Rufus bringt also nichts Neues, aber es ist nicht uninteressant zu sehen, wie weit die Bedeutung von φύσις und ἔθος gefaßt und auf welche Bereiche sie ausgedehnt wird. Das kann man an dieser Stelle besonders gut, weil die wichtigsten Lebensbereiche des Patienten unter dem Gesichtspunkt des ἔθος gewissermaßen im Querschnitt abgehandelt werden. Mit dem programmatischen Satz § 16 (30,5–7) ist das Thema für die nächsten Abschnitte bis einschließlich § 23 gegeben.

Der Gedanke, die Wirkung von Medikamenten könne manchmal der beabsichtigten strikt zuwiderlaufen, findet sich auch schon vor Rufus. In dem Fragment De medicamentis, das unter dem Namen des Hippokrates überliefert ist, heißt es (440,1–10 Sch.): τὰ δὲ περὶ φαρμάκων πρήγματα οὐχ οἷα νομίζεται ἔστι· τῷ γὰρ αὐτῷ φαρμάκῳ καθαίρονται καὶ οὐ καθαίρονται· ἔσθ' ὅτε δὲ ἄλλα καθαίρει ἢ οἷα εἴωθε καθαίρειν· ἐσοκότε δὲ ὑπερεκάθηρεν· ἔστι δὲ ὅτε καὶ τὰ δέοντα ἐποίησεν, ὥστε οὐχ οἷόν τε πεποιθότα τοῖσι φαρμάκοισιν εἰκῇ διδόναι. (Vgl. auch Hipp. Loc. hom. 41 [VI 330–32 L.]; Ruf. ap. Orib. Coll. med. VII 26,34 [I 232,5–7 R.]).

[1] Vgl. Hipp. Epid. I 23 (I 199 f. Kw. = II 668–670 L.).

§ 18

Hier ist von der δίαιτα im engeren Sinne die Rede. Die Kriterien für die Beurteilung sind die der hippokratischen Diktion entstammenden Gegensatzpaare εὔσιτος – ἀπόσιτος und διψώδης – ἄδιψος. Dabei reicht es aber nicht aus, jeweils nur den während der Krankheit herrschenden Zustand kennenzulernen, sondern der Arzt muß wissen, ob die Erscheinung zu den Gewohnheiten des Patienten paßt, anders gesagt, ob sich seine Gewohnheiten unter dem Einfluß der Krankheit geändert haben oder nicht.

Man vergleiche hierzu Fr. 377 D. R., das Rhazes aus der Schrift „An die Laien" (griechisch höchstwahrscheinlich πρὸς ἰδιώτας) bewahrt hat (Fr. 377,1–2 = 528,1 – 8 D. R.):

„Dixit Ruffus in libro ipsius ad vulgus: ... deinde comedere id quod comedere consuevit. Et cognovit id utilius fore ei evitando id quod noverit esse soli nocivum, quoniam quilibet homo de se magis hoc sapit quam medicus, quoniam aliquod cibarium confert alicui corpori et nocet aliis."

Etwas später heißt es (377,4–5 = 528,14–18 D. R.):

„... unde summarie sequatur consuetudinem, quia virtus ipsius maxima est. Quare interrogare te oportet quemlibet patientem de ipsius regimine atque eumdem regere de regimine secuto penes eum et cognito in simili conditione."

Der enge Zusammenhang beider Stellen ist offenkundig. Daß Rufus diesen diätetischen Fragen besonderes Gewicht beigemessen hat, geht schon daraus hervor, daß er sogar in dem Werk, das nicht an ein Publikum von Fachleuten gerichtet war, von der Befragung gesprochen hat.

Ferner müssen Nahrungsaufnahme, Menge der verabreichten Nahrung und deren Zubereitung gebührend berücksichtigt werden. Als Parallelen seien zwei Stellen aus Hipp. Acut. angeführt: I 28 (I 123,1–4 Kw. = II 282,4–8 L.): ἀλλὰ μὴν εὐκαταμάθητόν ἐστιν, ὅτι φαύλη δίαιτα βρώσιος καὶ πόσιος αὐτὴ ἑωυτῇ ἐμφερὴς αἰεὶ ἀσφαλεστέρη ἐστὶν τὸ ἐπίπαν[1] εἰς ὑγιείην, ἢ εἴ τις ἐξαπίνης μεταβάλλοι ἐς ἄλλα.

Das ist nur eine ausführlichere Fassung des Gedankens, den Rufus mit den Worten σιτίων τὸ σύνηθες ἀλυπότερον προσαίρονται (30,19 f.) ausdrückt. Auch sonst ist es sein Prinzip, keine unnötige Änderung (μεταβολή[2]) herbeizuführen, die den Patienten zusätzlich gefährden könnte.

[1] Rufus' Vorliebe für Ausdrücke wie τοὐπίπαν usw. geht wahrscheinlich auf die entsprechende Verwendung solcher Verbindungen im C. H. zurück.

[2] Das ist ausdrücklich § 36 formuliert: ... πρὸς τὸ μηδὲν κινῆσαι τῶν πρὶν ὄντων. Auch dort ist von der Diät die Rede.

Die zweite Stelle steht I 36 (I 125,21–126,3 Kw. = II 298,2–6 L.): ... εὐφόρως μὲν φέρουσι τὰ βρώματα, ἃ εἰθίδαται, ἢν καὶ μὴ ἀγαθὰ ᾖ φύσει· ὡσαύτως δὲ καὶ τὰ ποτά· δυσφόρως δὲ φέρουσι τὰ βρώματα, ἃ μὴ εἰθίδαται, κἢν μὴ κακὰ ᾖ· ὡσαύτως δὲ καὶ τὰ ποτά. Man wird wohl sagen dürfen, daß diese wichtige Erkenntnis einfach zu dem Lehrgut der „dogmatischen Schule" seit ihren Anfängen gehört hat.

Eines wird jedoch deutlich: Rufus muß auf die Diät als Faktor im menschlichen Leben großen Wert gelegt haben. Das geht schon aus den umfangreichen Exzerpten hervor, die sich aus den diätetischen Schriften erhalten haben, und ferner aus der Tatsache, daß er in einer Abhandlung so allgemeinen Charakters, die ja eigentlich nur einen Querschnitt durch alle Gebiete der Medizin bieten kann und soll, recht lange bei diesem Punkte verweilt.

Wie stark die Nachwirkung des Hippokrates gewesen ist, zeigt auch Consuet. von Galen.[1] Dort findet sich ein Abschnitt aus der Schrift περὶ παραλύσεως des hellenistischen Arztes Erasistratos, der sich trotz anderer Einflüsse gerade in Fragen der Diät stark an Hippokrates angelehnt zu haben scheint. Das legt zumindest der Satz βρώματά τε ὅσα συνήθη δυσπεπτότερα ὄντα ἔνιοι ῥᾷον πέττουσιν ἢ τὰ ἀσυνήθη εὐπεπτότερα ὄντα (12,10f. Schm.) zu glauben nahe.

§ 20

Jetzt erst wird die Prognose ausdrücklich in die Betrachtung einbezogen. Auch hier wird ihr keine ausführliche Behandlung zuteil, weil Rufus' Hauptanliegen das des praktischen Arztes ist, dem es immer zuerst darauf ankommt, dem Patienten zu helfen. Der Gesichtspunkt der ἔθη wird hier auf den geistig-seelischen Bereich des Patienten bezogen. An erster Stelle steht die κρίσις.[2] Da hier nur von den Gewohnheiten des Patienten die Rede ist, nicht aber von der Beurteilung des Kranken durch den Arzt, muß κρίσις eine Eigenschaft des Kranken meinen. In der Tat nimmt das Wort ja auch die Bedeutung „Urteil", „Urteilskraft", „Urteilsfähigkeit" an, was besonders aus dem Umstand erhellt, daß ἄκριτος häufig „ohne Urteil", „urteilslos" bezeichnet.[3]

[1] Vgl. etwa 2,11–16 Schm.

[2] καὶ κλίσιν, das bereits Daremberg ausschied, scheint Anmerkung eines Lesers gewesen zu sein, der das Prognostikon kannte. Die Art der Lage als Hilfe für die Diagnose wird erst § 41 mit weiteren körperlichen Symptomen behandelt, wohin der Punkt (wie im Prognostikon) auch gehört.

[3] Zu ἄκριτος in dieser Bedeutung vgl. Parm. Fr. 6,7 D. und Polyb. III 19,9. κρίσις findet sich in der hier angenommenen Bedeutung noch bei Herodian. Hist. IV 5,5. Vgl. Thes. Ling. Graec. IV 1977: judicium, ea significatione, qua dicitur, aliquis esse acri judicio, valere judicio. Ähnlich wird κρίσις auch im hippokr. Eid gebraucht.

An zweiter Stelle steht die διάλεξις, die Art Gespräche zu führen und Rede und Antwort zu stehen, die man unterscheiden muß von den zu Beginn der Schrift angeführten Typen möglicher Antworten und ihrer Pathologie. Hier ist die Haltung des Gesprächspartners insgesamt gemeint, etwa, ob sich seine Äußerungen durch Sachlichkeit auszeichnen oder nicht, ob sie sinnvoll sind oder nicht, soweit das von seinem Verstande her bestimmt ist usw.

Der Gedankengang, um dessentwillen diese Beispiele angeführt werden (die als Begriffe keinesfalls auf einer Ebene liegen), wird verständlich, wenn man den folgenden Satz hinzunimmt: Mangel an Urteilskraft, eine vom Normalen abweichende Art Gespräche zu führen, Oberflächlichkeit (auch in erster Linie an der Sprache erkennbar, vgl. Plat. Phaed. 99b) brauchen noch nicht auf krankhafte Veränderungen zu deuten. Sie können zu den besonderen Gewohnheiten des Patienten gehören. Deshalb muß der Arzt bei ihrer Beurteilung vorsichtig vorgehen. Für Rufus heißt das: er muß fragen. Was zu den Gewohnheiten des Patienten gehörte, solange er gesund war, darf während einer Erkrankung nicht als Symptom gewertet werden.[1] Das ist in dieser Prägnanz kaum sonst formuliert. Ansätze dazu finden sich natürlich seit der Zeit, wo man auf die ἔθη zu achten begann, aber im C. H. ist der Gedanke nur beiläufig enthalten. Man denke etwa an Epid. II 1,8 (V 80 L.), auch an Progn. 3 (I 81 f. Kw. = II 118–120 L.).

§ 21

Rufus liebt es, sein Hauptanliegen jeweils am Schluß eines Abschnittes immer wieder von neuem hervorzuheben (vgl. §§ 14, 17, 29 usw.). Hier geschieht es in der Form eines leichten Anakoluthes, denn der Anfang des Satzes läßt eigentlich eine Fortführung mit adversativem Anschluß erwarten (etwa: „. . ., sondern er muß fragen . . .“). Statt dessen folgt ein negierter Konditionalsatz. Außerdem abundiert ἑτέρου (30,27 f.).

Die nachdrückliche Formulierung des eigenen Standpunktes bietet Gelegenheit, gegen einen Vertreter einer anderen Ansicht zu Felde zu ziehen. Es ist der einzige Teil der Schrift, der ausgesprochen pole-

[1] Der Satz, den Daremberg bereits im wesentlichen wiederhergestellt hat, enthält noch immer einen Anstoß, nämlich das nicht belegte δι' ἔθους. Man muß es wohl analog zu Wendungen wie διὰ φόβου, δι' ὀργῆς, δι' ἀσφαλείας εἶναι oder γίγνεσθαι auffassen. Dann ist aber das Fehlen des Partizips (ὄντα oder γιγνόμενα z. B.) etwas hart. Ich lese daher ὑγιαίν⟨οντι⟩ ὄντα δι' ἔθους. Der Fehler erklärt sich leicht als Haplographie. In der Tat scheint das überlieferte ὑγιαίνοντα darauf hinzuweisen, daß der Satz ursprünglich so gelautet hat. Einen ähnlichen Ausdruck gebraucht Rufus Onom. 199 (161,6 D. R.). Zur Bedeutung solcher Wendungen vgl. K.-G., Gr. Gr. II 1,482.

mischen Charakter trägt, wenn man von der leichten Kritik an Hippokrates (§§ 72/73) absieht. Rufus' Angriff richtet sich gegen den hellenistischen Arzt Kallimachos aus Bithynien.[1]

Es ist nicht gerade viel, was wir von diesem Manne wissen.[2] Es steht fest, daß er aus der Schule des Herophilos hervorgegangen ist, wie Erotian (4,26f. Nachm.) angibt. Diese Notiz ermöglicht auch eine ungefähre Datierung des Kallimachos, der wohl in die erste Hälfte des 2. Jhs. v. Chr. gehört.[3] Galen erwähnt seinen Namen (Comm. Hipp. Epid. VI, CMG V 10,2,2, 21,7 W.). Von Kallimachos' Werken sind uns nur zwei dem Titel nach bekannt: eine Abhandlung über den Schaden von Kränzen, wie man sie beim Symposion trug[4], und ein Hippokrateslexikon, von dem Erotian (a. O.) berichtet. Plinius scheint noch andere Werke als Quellen für die Bücher 21 bis 27 benutzt zu haben, aber er nennt keine weiteren Titel (Nat. hist. I). Wir gehen aber wohl nicht fehl in der Annahme, daß sich Kallimachos an der in der herophileischen Schule betriebenen Hippokratesexegese beteiligt haben wird (vgl. 66,1).

Kallimachos muß unter seinen Zeitgenossen (und auch später noch, wie Rufus bescheinigt) einen nicht geringen Ruf genossen haben, wie aus Polyb. XII 25d hervorgeht. Dort werden die Anhänger des Kallimachos (οἱ Καλλιμάχειοι) ausdrücklich genannt. Er hat also wohl eine Schule um sich gesammelt und war zur Zeit des Polybios das Oberhaupt dieser αἵρεσις.

Rufus gesteht Kallimachos mit der Wendung μόνος τῶν ἔμπροσθεν ὧν γε δὴ καὶ λόγον ἄν τις ποιήσαιτο (32,1f.) eine gewisse, nicht nur durchschnittliche Bedeutung zu: ein recht ansprechender Zug in diesem polemischen Abschnitt, zumal wenn man bedenkt, daß Rufus die übrigen Alexandriner nicht sehr geschätzt zu haben scheint, was ihre anatomische Terminologie betrifft.[5] Zugleich sieht es so aus, als sei

[1] Callimachus Bithynius heißt er im Ärzteverzeichnis des Cod. Laur. 73,1. Vgl. Wellm., Med. II 370,16.

[2] Vgl. zum Folgenden Gossen, Kallimachos (8), RE 10 (1919) 1647, obwohl dort mehrere Zeugnisse übersehen sind.

[3] Vgl. Wellm., Med. II 382f.

[4] Plin. Nat. hist. XXI 12: et apud Graecos quidem de coronis privatim scripserunt Mnesitheus (T 41 Hohenstein) et Callimachus medici, quae nocerent capiti, quoniam et in hoc est aliqua valetudinis portio, in potu atque hilaritate praecipue odorum vi subrepente fallaciter. Der Nachsatz verdeutlicht, daß es sich nicht um die bei religiösen Festen getragenen Laubkränze handelt (etwa an den Anthesterien, vgl. Deubner, AF 114f.), sondern um Kränze aus stark duftenden Blüten, wie sie in späterer Zeit bei privaten Gelagen üblich wurden. Vgl. Hohenstein 12.
Nach der Volksmeinung sollten aber die Kränze gerade die gegenteilige Wirkung haben. Vgl. Köchling 46ff.

[5] Vgl. Ruf. Onom. 133 (151,1f. D. R.).

Kallimachos einer der ganz wenigen Ärzte gewesen, die auf die Anamnese nachdrücklich verzichteten (wie später die Methodiker, vor allem aber der große Scharlatan Asklepiades aus Bithynien). Seine Ablehnung erstreckte sich sowohl auf Fälle von Krankheiten wie auf alle Verletzungen, besonders solche des Kopfes.[1]

Die ἡγούμεναι προφάσεις (von Rufus mit διαίτης ἀγωγή, κόπος, ψῦχος erläutert) können wir mit Hilfe von Galens kleiner Schrift über die causae procatarcticae verstehen. I 8 (3,7–13 B.) heißt es:

„nullus igitur euectancium certitudinaliter a gelu infrigidatus vel a calore estuatus vel amplius exercitatus vel tristatus vel aliquid tale passus egrotavit, sed sola imbecillia corpora huiusmodi cause tangunt."

Die Ausdrücke „a gelu infrigidatus" und „amplius exercitatus" entsprechen genau den griechischen Wörtern ψύχεσθαι bzw. κοπιᾶν. Solche körperlichen Zustände werden also von Galen zu den προκαταρκτικὰ αἴτια gerechnet, zu den Ursachen, die u. U. den Ausbruch einer Krankheit fördern können, es aber nicht in jedem Falle tun.

Es bleibt die Frage, wie es bei Rufus zu der von der gängigen Terminologie abweichenden Ausdrucksweise kommt.

Vorher aber noch einige Bemerkungen zu den Auseinandersetzungen, die um diesen Begriff innerhalb der antiken Ärzteschulen entbrannten. Bei Gal. Caus. procat. XIII 162 (41,28–42,6 B.) findet sich ein Abschnitt über die Haltung der verschiedenen Schulen gegenüber diesen αἴτια. Es heißt dort:

„quidam enim nil nullius dixerunt existere causam, quidam vero dubitaverunt, si est an non, sicut empirici, quidam autem e suppositione acceperunt sicut Erophilus, alii vero quidam, quorum ipse fuit dux, procatarcticas causarum removerunt ut male creditas."

Kallimachos scheint allerdings nicht zu der zuletzt genannten radikalen Richtung gehört zu haben. Aber er maß diesen causae doch, wie ergänzend aus der Rufusstelle hervorgeht, keine Bedeutung bei.

Der Streit scheint wieder aufgelebt zu sein, als die in der frühen Kaiserzeit gegründete Schule der Pneumatiker mit ihrer stoisch beeinflußten Lehre in die Diskussion eingriff.[2] Die Pneumatiker unterschieden

[1] Die Befragung gerade im Falle einer Kopfverletzung wird bei Hippokrates immer wieder vorausgesetzt (vgl. Kap. 11). Da es feststeht, daß Herophilos und seine Schüler Hippokrateserklärung betrieben (Gal. Comm. Hipp. Progn. I 4 = CMG V 9,2, 203,19–24; 204,5–8; 205,1–8 Heeg; weitere Stellen bei Gossen, Herophilos, RE 8 [1912] 1109), ist es nicht ausgeschlossen, daß in einem derartigen Werk des Kallimachos auch die von Rufus kritisierte Ablehnung der Anamnese ausgesprochen war, die ja durchaus in den Fragenbereich von Prognose und Prorrhesis paßt (vgl. προγινώσκεσθαι 32,5 bei Rufus!). Sicherheit ist nicht zu gewinnen.

[2] Vgl. hierzu Wellm., Pneum. 154ff.; zur Frage der stoischen Einflüsse be-

vier verschiedene Arten von αἴτια, darunter die προηγούμενα[1] und die προκαταρκτικά. Galen berichtet darüber in seinem Kommentar zu Hipp. Nat. hom. II 1 (CMG V 9,1, 59,4–12 Mew.). Das Verhältnis der beiden Gruppen von αἴτια stellt sich so dar, daß die προκαταρκτικά wiederum zu den προηγούμενα führen, die wir im eigentlichen Sinne als Krankheitsursachen bezeichnen würden.

Man wird aus dem Angeführten vielleicht entnehmen dürfen, daß Rufus bei der Wahl seines Ausdrucks nicht ganz von pneumatischer Terminologie unbeeinflußt gewesen ist, ohne daß er deshalb der pneumatischen Schule angehört haben müßte, wie Wellmann eine Zeitlang annahm.[2] Sonst könnte man noch vermuten, daß Kallimachos selbst schon diesen Begriff verwendet hätte und Rufus ihn einfach zitierte. Aber es fehlen alle weiteren Hinweise darauf. Schließlich gäbe es noch die Möglichkeit, daß Rufus aus Unkenntnis des richtigen Terminus ἡγούμεναι προφάσεις verwendet hätte, aber dagegen spricht die Belesenheit dieses Arztes, die sich immer wieder äußert[3], und vor allem die Tatsache, daß er bei Alex. Trall. XI 7 (II 495 P. = Fr. 106,2 D. R.) den richtigen Ausdruck προηγησάμενα αἴτια verwendet. Wahrscheinlicher ist es anzunehmen, Rufus habe absichtlich den ungenauen Ausdruck gebraucht, weil er nicht die Absicht hatte, einen Beitrag zu den Spitzfindigkeiten der anderen Schulen zu liefern, sondern weil ihm nur an der (ja durchaus verständlich bezeichneten) Sache liegt.

πρόφασις: Kurz zuvor hat Rufus das Wort αἰτία im Sinne von „Ursache“ verwendet. Das tut er noch öfter[4], aber αἰτία bezeichnet die physiologische Ursache, während πρόφασις, das bei ihm auch sonst noch belegt ist (z. B. Ren. Ves. 13 [53,6f. D. R.]), die von außen wirkende Ursache angibt.[5] Rufus bleibt damit dem Sprachgebrauch

sonders 132ff. Vgl. auch M. Pohlenz, Die Stoa (Göttingen 1948/49) I 104f.; II 60f.

[1] Gal. Diff. sympt. 1 (VII 49f. K.) spricht von αἰτία προηγουμένη ohne weitere Unterteilung. Der Begriff ist bei ihm nicht so starr festgelegt wie bei den Pneumatikern.

[2] Med. II 383. Später (Med. III 6f.) hat er Rufus' Stellung annähernd als die eines „Dogmatikers“ bestimmt.

[3] Eine umfassende Liste der von Rufus zitierten Autoren bei Wellm., Med. III 7f. Wenn auch kein Pneumatiker darin erscheint, so darf man doch voraussetzen, daß Rufus ihre Lehre und ihre wichtigsten Werke gekannt hat.

[4] Vgl. ἡ εἴσω αἰτία § 24 (32,27), die innere Ursache. Hier bereits die für das 2. Jh. n. Chr. erschlossene Bedeutung „Krankheit“ anzunehmen, ist nicht notwendig. Vgl. zum Bedeutungswandel des Wortes E. Bickel, Glotta 23, 1935, 213ff.; G. Björck, a. O. 24, 1936, 251ff.

[5] Nachgewiesen von Deichgr., Pr. Dort auch reiches Material für die Verwendung des Begriffes und die Abhängigkeit der jüngeren Ärzte von der Diktion des C. H.

der Ärzte des C. H. treu. Bei den προκαταρκτικὰ αἴτια von προφάσεις zu sprechen, ist recht sinnvoll, da es sich um äußere Ursachen im echten Sinne handelt.

§ 22

Der referierten Lehrmeinung des „ketzerischen“ Kallimachos stellt Rufus seine eigene Ansicht mit ἐγὼ δὲ ἡγοῦμαι recht entschieden entgegen. Die relativ seltene Verwendung des kräftigen ἐγώ verleiht dem Satz besonderes Gewicht.[1]

Im folgenden Satz ist unter κόπος nicht, wie § 25, das Ergebnis von πλησμονή oder ταλαιπωρία zu verstehen, sondern eine „selbständige“ Krankheit, die Gal. San. tuenda III 5,10–10,15 (CMG V 4,2, 84,31–97,26 Koch) ebenfalls berücksichtigt. πλησμονή und κόπος konnten nach antiker Auffassung als προκαταρκτικὰ αἴτια betrachtet werden[2], und unter diesem Gesichtspunkt erscheinen sie hier.

Die πλησμονή entsteht infolge einer Überfüllung mit Nahrung (ὑπερβολὴ σίτου καὶ ποτοῦ προσφορᾶς, wie man etwa in Rufus' Diktion sagen könnte). Aber diese äußerliche Überfüllung hat gewöhnlich eine διάτασις ἀγγείων (Gal. Plenit. 1 = VII 516,1 K.), eine αὔξησις χυμῶν (Gal. Meth. med. XIII 6 = X 891,12 K.) oder eine πλεονεξία τῶν καθ' ὅλον τὸ σῶμα τοῦ ζῴου χυμῶν (Gal. Plenit. 11=VII 578,1f.K.) zur Folge, eine Störung des Säftehaushalts im Körper, wie eine antike Erklärung lautet. Der Kranke zeigt starke Abneigung gegen jede Art von Bewegung (ὄκνος πρὸς τὰς κινήσεις καὶ τάσεις τῶν μελῶν, Plenit. 1 [VII 516,2f. K.]). Insofern ist das äußere Krankheitsbild dem des κόπος infolge körperlicher Anstrengung natürlich sehr ähnlich. Weiteres darüber zu § 25.

Zur Sprache dieses Abschnittes sei noch auf den strengen Parallelismus hingewiesen, nach dem die durch τοῦτο μέν und τοῦτο δέ eingeleiteten Sätze gebaut sind. Bei Rufus sind (wenigstens in der vorliegenden Schrift) Perioden und überhaupt längere Sätze ziemlich selten und, wenn sie einmal vorkommen, nicht immer als geglückt zu bezeichnen (vgl. § 72). Hier ist es anders. Der zweite Satz entspricht in seinen Bestandteilen genau dem ersten, der lediglich einige nähere Bestimmungen mehr enthält.

§ 23

Der abschließende Teil des 3. Kapitels enthält noch eine interessante Einzelheit im Sprachgebrauch des Ephesiers: das Wort

[1] ἐν τοῖς ἐρωτήμασιν (32,11): ἐν c. dat. statt des einfachen Instrumentalis läßt sich halten. Vgl. K.-G., Gr. Gr. II 1, 464f.; Bl.-D., NTGr § 195; Schmid, Att. IV 449,48.

[2] Vgl. Gal. Sect. 7 (III 16,16–20 Helmr.) = Deichgr., Emp. Fr. 29 (108,15–18), wo ebenfalls beide Begriffe nebeneinander erscheinen.

ἔνδειξις. Galen teilt (vor allem in seiner Schrift De sectis; die einschlägigen Stellen bei Deichgr. Emp., vor allem Fr. 18 und 19) eine Reihe von Auseinandersetzungen zwischen Vertretern der verschiedenen antiken Ärzteschulen um bestimmte medizinische Begriffe mit, zu denen auch der der ἔνδειξις gehört. Für den ,,Dogmatiker" gehört es zu den selbstverständlichen Dingen, daß er von den konstatierten Symptomen, die ihm die nötigen ,,Hinweise" liefern, auf die Krankheit schließt, die ebendiese Symptome bewirkt hat. Er ist demnach auch in der Lage, über das Wesen der Krankheit, soweit diese nicht anhand der sinnfälligen ,,Hinweise" greifbar ist, Aussagen und Vorhersagen zu treffen. Der Empiriker dagegen[1], der sich bei jedem Fall auf Grund der Symptome aufs neue orientiert (er erinnert sich an früher vorgekommene, ähnliche Fälle), ohne zuzugeben, daß eine in ihren allgemeinen Zügen faßbare und beschreibbare Krankheit dem äußeren Bilde zugrundeliegt, muß naturgemäß alles bekämpfen, was mit dem Begriff der ἔνδειξις zusammenhängt. Der Schluß von einem δῆλον (dem Symptom) auf ein mit diesem verknüpftes und es verursachendes ἄδηλον (die Krankheit in ihrem allgemeinen Charakter, der nicht an den einzelnen Fall gebunden ist) ist für ihn nicht zulässig. Ein gewisses Zugeständnis, wenn man so sagen will, an die empirische Lehre, zumindest aber eine Modifizierung des streng dogmatischen Standpunktes liegt in der Einschränkung, die Rufus vornimmt: Einiges kann der Arzt von sich aus erkennen, aber wichtige Dinge entziehen sich seiner Kenntnis. Die ἔνδειξις gilt nicht uneingeschränkt.

Die hier vorliegende Bedeutung von καίριος (32,23) ,,wesentlich" findet sich bei Hippokrates noch nicht; dort bedeutet das Wort gewöhnlich ,,lebensgefährlich".[2] Die hier anzusetzende Bedeutung scheint sich aus dem homerischen ,,lebenswichtig" (von Körperteilen) entwickelt zu haben[3] und ist seit dem frühen Hellenismus (Theophrast) nachweisbar.

[1] Vgl. Deichgr., Emp. 281ff.

[2] Vgl. Hipp. Morb. 1,5 (VI 148,5 L.). Häufiger ist in dieser Bedeutung ἐπίκαιρος, z. B. Hipp. Fract. 11 (II 64,16 Kw. = III 454,12 L.) und Acut. I 46 (I 132,9 Kw. = II 320,7 L.).

[3] Im C. H. findet sich dafür auch vorwiegend ἐπίκαιρος, z. B. Fract. 11 (II 63,16 Kw. = III 452,17 L.); Praec. 14 (35,6 Heib.) erscheint καίριος in dieser Bedeutung.

4. KAPITEL

## Innere und äußere Ursachen von Krankheiten (§§ 24—27)

§ 24

Mit seiner Lieblingskonjunktion καί leitet Rufus zum Folgenden über, wo die Krankheiten nach dem Gesichtspunkt unterschieden werden, ob ihre Ursachen im Körper selbst liegen oder ob sie durch Einwirkung von außen bedingt sind.[1]

Es ist für den lockeren, eher reihenden als logisch gliedernden Aufbau der Schrift bezeichnend, daß sich nach dem Einleitungssatz der Akzent verschiebt. Nicht mehr die Diagnose steht im Vordergrund, sondern die Therapie. Es fallen die Begriffe εὐϊατότερον und δυσχερέστερον, und bei den angeführten Beispielen interessiert nicht mehr die Frage: Wie gelangt der Arzt bei der Diagnose zur Kenntnis der inneren Ursachen, und wie unterscheidet er die beiden Arten voneinander? Vielmehr geht Rufus gleich einen Schritt weiter und betrachtet die willkürlich herausgegriffenen Fälle unter dem Gesichtspunkt der Behandlung und Heilung. Nur die Tatsache, daß Symptomgleichheit u. U. bei völlig verschiedenen Ursachen auftreten kann und somit die Diagnose mit aller nur möglichen Sorgfalt gestellt werden muß, verbindet die Beispiele mit dem einleitenden Satz.

Erstes Beispiel: ὑπὸ τῆς εἴσω αἰτίας (32,27): Vergleichbar sind Wendungen wie τὸ ἔσω πρόσωπον Thuc. III 21 oder τὰ εἴσω νενοσηκότα σώματα Plat. Resp. 407d. Zu εἴσω vgl. Crönert 475. Zu αἰτία vgl. Komm. 67f. Man kann hier für αἰτία gerade noch die Bedeutung „Ursache" annehmen, aber es liegt auf der Hand, daß die Übersetzung „Krankheit" bereits einen brauchbaren Sinn ergäbe. In ähnlicher Weise mag die Bedeutungsverengung zustandegekommen sein. Ohne daß Rufus es konkret bezeichnet, darf man wohl an Schüttelfrost infolge eines Fiebers denken.

Zweites Beispiel: φάρμακα παρακρουστικά: Der Ausdruck ist ungewöhnlich. Gemeint sind Giftstoffe, die wahnsinnsähnliche Zustände herbeiführen können. Man mag dabei an Pflanzengifte, etwa Alkaloide, denken. So erwähnt Dioskurides (Mat. med. IV 73 = II 231f. Wellm.; vgl. Gal. Simpl. medicam. VIII 19 = XII 146,4–6 K.) bei den Solanumarten (griechisch στρύχνον) ausdrücklich diese Wirkung, gibt aber auch die wirksamen Gegengifte an. Das macht verständlich, warum auch Rufus sie unter die εὐϊατότερα rechnen kann. Die εἴσω αἰτία

[1] Der stark entstellte Text scheint in der von Daremberg hergestellten Fassung plausibel zu sein. Rufus verwendet öfter Nominalsätze. συνίστασθαι (32,25) wird bisweilen im Sinne von „befallen", „auftreten" gebraucht (vgl. Gal. Purg. medicam. 5 = XI 341, 15 K.).

wird auch hier nicht näher ausgeführt. Rufus mag an Delirium infolge einer Fiebererkrankung gedacht haben.[1]

§ 25

Hier wird das bereits § 22 angeführte Beispiel in vollständigerer Form wiederholt.

In einem von Dioskurides als unecht bezeichneten Teil der hippokratischen Schrift De natura hominis[2] ist der Gedanke formuliert, der auch in der späteren dogmatischen Lehre der Einteilung der κόποι zugrundeliegen dürfte. Es heißt dort: εἰδέναι χρὴ καὶ τάδε πρὸς ἐκείνοισιν· ὁκόσα πλησμονὴ τίκτει νοσήματα, κένωσις ἰῆται, ὁκόσα δὲ ἀπὸ κενώσιος γίνεται νοσήματα, πλησμονὴ ἰῆται, ὁκόσα δὲ ἀπὸ ταλαιπωρίης γίνεται, ἀνάπαυσις ἰῆται, ὅσα δὲ ὑπερτέρη ἀργίη νοσήματα τίκτει, ταλαιπωρίη ἰῆται. Das ist recht schematisch, aber diese Anschauung hat sich beständig gehalten, selbst dann noch, als man viele verschiedene Arten von κόποι zu unterscheiden gelernt hatte.[3]

Daneben ist De diaeta II 66 (VI 582–588 L.) heranzuziehen, wo der κόπος διὰ ταλαιπωρίαν erklärt und seine Therapie angeführt wird. Dieses Leiden war deshalb besonders aktuell, weil es in Gymnasien offenbar ziemlich häufig auftrat.

Auch der Rufusstelle liegt im Prinzip immer noch die Auffassung des Autors De natura hominis zugrunde, aber die dort vollkommen schematische Lehre ist hier nach den Gesichtspunkten von De diaeta modifiziert.[4]

Im anderen Falle, wenn πλησμονή die Ursache der Erschöpfung ist, geht die Therapie vom entgegengesetzten Prinzip aus. Es gilt, die „Überfüllung" des Körpers möglichst schnell zu beseitigen („κένωσις ἰῆται"). Das geschieht am zweckmäßigsten durch Arbeit, Wachen (die Reihenfolge der Begriffe ist wieder nicht ganz logisch) und jede Art der Entleerung.[5] Rufus steht auch in diesen Einzelheiten völlig auf dem Boden des C. H.

[1] Man beachte den Wechsel des Ausdrucks. Für dieselbe Sache findet sich § 34 (36,8) δυσμεταχείριστον.

[2] Vgl. Galens Kommentar CMG V 9,1, 58,7–15 Mew. Das Zitat steht Nat. hom. 9 (35,8–16 Vill. = VI 52 L.). Der erste Teil kehrt Aph. II 22 wieder.

[3] Die Darstellung der verschiedenen κόποι bei Galen San. tuenda (vgl. Sim.-App.). Darauf gehen im wesentlichen die späteren Exzerpte zurück.

[4] Vict. 66 (VI 584,15 f. L.): χρὴ δὲ τὸν τοιοῦτον κόπον ὧδε θεραπεύειν· πυρίῃσι καὶ λουτροῖσι θερμοῖσι διαλύοντα τὸ ξυνεστηκὸς καὶ περιπάτοισι μὴ βιαίοισιν.

[5] κένωσις wird durch die Parallele in Nat. hom. gestützt. Die Reihenfolge der Begriffe darf nicht stören (vgl. § 22). κένωσις ist das angestrebte Ergebnis, das durch πόνος im Zustande der ἐγρήγορσις erreicht werden soll. ἄλλη kann

§ 26

Die Reihe der Beispiele wird fortgesetzt. Drei Alternativen sind in einem Satz zusammengefaßt. Hier wird statt des Begriffes σύμπτωμα, den Rufus sonst gewöhnlich verwendet, σημεῖον gesagt. Im C. H. wird es ausschließlich für das jüngere σύμπτωμα gebraucht. Es findet später besonders bei den Empirikern ausgedehnte Anwendung.[1]

1. Bläulich-schwarze Verfärbungen von Körperteilen: Wieder werden, wie schon § 24, nur die gutartigen Ursachen einzeln erläutert. Dunkel bleibt, was Rufus eigentlich mit πελιδνὸν δι' ἡλικίαν meint. Es gibt meines Wissens keinen Beleg dafür, daß Verfärbungen dieser Art mit dem Lebensalter eines Patienten in Verbindung gebracht werden.

δι' ὥραν ἔτους findet seine Erklärung wohl durch eine weitere Rufusstelle. In einem Exzerpt aus περὶ μελαγχολίας wird von der Einwirkung der Kälte auf die Hautfarbe gesprochen (Aet. Amid. VI 9 [II 144,21–23 Ol.] = Fr. 70,15 [357,4–6 D. R.]): ὁρῶμεν γὰρ κἀπὶ τῶν ἐκτὸς πελιδνὰ γιγνόμενά τινα τῶν σωμάτων καὶ μελαινόμενα ὑπὸ ψύξεως.

Innere Ursachen sind bedenklicher: So steht Progn. 2 (I 81,2 – 4 Kw. = II 118,3–5 L.): ἢν δὲ καμπύλον γένηται ἢ πελιὸν (πελιδνός und πελιός werden in unserer Überlieferung des C. H. nebeneinander verwendet; vgl. J. Ilberg, Prolegomena zu Hipp. I Kw., CXIXf.) βλέφαρον ἢ χεῖλος ἢ ῥὶς . . ., εἰδέναι χρὴ ἐγγὺς ἐόντα τοῦ θανάτου. Eine ähnliche Prognose wird auch im 9. Kapitel gestellt (I 87,1–3 Kw. = II 132,11–13 L.): εἰ δὲ πρὸς τῷ βάρει καὶ οἱ ὄνυχες καὶ οἱ δάκτυλοι πελιδνοὶ γίγνονται, προσδόκιμος ὁ θάνατος παραυτίκα. Solche gefährlichen, infolge einer schweren Krankheit auftretenden Verfärbungen gibt es bei Starrsucht und Lethargie[2], aber auch in Fällen von πλευρῖτις.[3]

2. Trockenheit der Zunge: Die nicht ausgeführten Gegenbeispiele lassen sich wohl wieder in dem Sinne ergänzen, daß Rufus an Austrocknung bei einem Fieber gedacht haben mag.

gesagt werden, weil es neben der „indirekten" Entleerung noch die „direkte" gibt.

[1] Auffällig ist die dauernde Verwendung von μή statt εἰ μή. Dieser Gebrauch ist zwar schon alt (z. B. Progn. 2 [I 79,21 Kw. = II 114,9 L.]), breitet sich aber erst in der Kaiserzeit wirklich aus (besonders bei Plutarch). In dieser Schrift findet sich die Konstruktion noch § 46 (40,5) und § 51 (42,2), sonst z. B. Ruf. ap. Orib. Coll. med. V 3,22 (I 119,10 R.). Material dazu bei Aken § 299; K.-G., Gr. Gr. II 2, 394,3. Dort auch Beispiele aus Plutarch.

[2] Paul. Aeg. III 10,1 (I 149,6f. Heib.).

[3] Acut. I 17 (I 117,7–10 Kw. = II 260,7–262,2 L.); dort tritt die Verfärbung allerdings erst im Tode auf.

3. Schwarzfärbung der Zunge: Derartige Verfärbungen kommen z. B. als Folgeerscheinung bei καῦσος[1] vor.

§ 27

Es bedarf keiner Darlegung, daß seit der ältesten literarisch faßbaren Zeit in der Medizin die Körperausscheidungen bei Diagnose und Prognose eine hervorragende Rolle gespielt haben. Daher wäre es müßig, aus dem umfangreichen Parallelenmaterial Beispiele anzuführen. Es ist nur wichtig darauf hinzuweisen, daß Rufus der Sache einen, wie es scheint, neuen Gesichtspunkt abgewinnt, indem er sich nicht damit begnügt, mit Hilfe der ἐκκρίσεις Schlüsse auf irgendeine krankhafte Veränderung im Körper des Patienten zu ziehen, sondern auch die Nahrungsmittel berücksichtigt, die vielleicht die Ausscheidungen in irgendeiner Weise beeinflußt haben können. Das ist die gleiche vorsichtige und alles erwägende Haltung, die auch den vorangehenden Abschnitt kennzeichnete.

Schwierigkeiten bereitet das überlieferte δύναμιν. Es findet sich, soweit ich sehe, keine Stelle, wo der Begriff auf die Ausscheidungen angewendet wird. Die antike Medizin kann zwar den Körpersäften und Arzneimitteln bestimmte δυνάμεις, facultates oder virtutes, zuordnen, aber diese Möglichkeit scheidet hier aus naheliegenden Gründen aus. Daremberg schlägt ὀσμήν vor, was in der Tat sinngemäß sehr gut passen würde, wenngleich die Entstehung des Fehlers sehr schwer zu erklären wäre. Paläographisch scheint mir σύστασιν näherzuliegen, weil es im Vokalismus δύναμιν entspricht. Das Wort, das die Konsistenz der Ausscheidungen bezeichnet[2], kommt in der späteren Medizin häufig auf ἐκκρίσεις bezogen vor. Es wird bisweilen bei der Beurteilung des Urins verwendet, wo es neben χρῶμα steht. In der Tat lassen sich die meisten Eigenschaften recht gut unter diese Oberbegriffe ordnen, abgesehen von den durch das Geruchsvermögen faßbaren.

[1] Hipp. Acut. II 1 (I 146,8 f. Kw. = II 394,7 f. L.): γίνεται δ' ἡ γλῶσσα τρηχεῖα καὶ ξηρὴ καὶ μέλαινα. Sehr ähnlich ist die Darstellung von Ruf. ap. Orib. Coll. med. XLV 30,22–23 (III 192,37 R.), nur werden dort zwei Arten unterschieden. Bei der ersten, der auch in De victu acutorum gemeinten, . . . καὶ ἡ γλῶσσα τραχύνεται καὶ μελαίνεται.

[2] Vgl. Orib. Synops. VI 5,4 (V 187,10 f. R.): . . . τῇ συστάσει μήτε ὑγρὸν μήτε ὑπέρπαχυ. Dort die entsprechenden Stellen bei Paul. Aeg. und Aet. Amid. Vgl. auch Ruf. ap. Alex. Trall. Fr. 106,2 (427,5 f. D. R.).
Das ebenfalls mögliche ὑπόστασιν einzusetzen verbietet sich, weil es nur auf οὖρα bezogen werden könnte, während σύστασις auf alle Ausscheidungen anwendbar ist.

5. KAPITEL

## Schlaf, Schlaflosigkeit und Träume (§§ 28—33)

§ 28

Es ist nur natürlich, daß ein Arzt, der alle Lebensbereiche seiner Patienten für Diagnose und Therapie auszuwerten sucht, auch das Gebiet von Schlaf und Traum berücksichtigt. Dabei kann sich Rufus wieder auf die Autorität des Hippokrates berufen, der diese Dinge mehrfach in das ärztliche Denken einbezieht. Abgesehen von den kurzen Abschnitten Progn. 10 (I 87 Kw. = II 134 L.) und Epid. I 23 (I 199f. Kw. = II 668–670 L.)[1] geschieht das vor allem De victu IV, das dementsprechend auch in einem Teil der Überlieferung den Untertitel περὶ ἐνυπνίων trägt.[2]

Die erste Frage in diesem Zusammenhang ist, ob der Patient geschlafen hat oder nicht – Schlaflosigkeit gilt immer als ein schlechtes Zeichen[3] –, aber es schließt sich ergänzend die Erkundigung an, wie seine Gewohnheiten in dieser Hinsicht seien. Das ist nach Rufus' Ausführungen im 3. Kapitel nicht weiter überraschend.

§ 29

Eine Entschuldigung, aus der großen Zahl der Einzelheiten könnten lediglich einige Fälle herausgegriffen werden, schließt, ähnlich wie § 71, den einleitenden Abschnitt.

Zur Geschichte der Traumdeutung, die im folgenden nur insoweit berücksichtigt werden soll, als es für das Verständnis der von Rufus angeführten Beispiele unbedingt nötig ist, sei auf Fredrich 206ff. verwiesen.

Rufus zeigt sich als „aufgeklärter" Arzt, der für das Zustandekommen von Träumen eine wissenschaftliche Theorie zur Verfügung hat: Träume treten „entsprechend den Körpersäften" auf und künden dem Menschen Gutes oder Schlimmes (was die Gesundheit betrifft) an (§ 33). Die hier ausgesprochene Ansicht, diese Dinge seien auf andere Weise nicht faßbar (36,5), stellt Rufus in die Reihe der Ärzte, welche Aristoteles (Div. somn. 1, 463a 4–6) als χαρίεντες, „gebildet", bezeichnet. Es hat aber trotz dem wissenschaftlichen Standpunkt, den

[1] μαθόντες . . . ὕπνοισιν, οὐχ ὕπνοισιν, ἐνυπνίοισιν, οἵοισι καὶ ὅτε. Vgl. auch Hebd. 45 (VIII 662 L.); Hum. 4 (V 480,17–482,1 L.) und Littré X s. v. 'songes'.

[2] Über den Zusammenhang dieses Buches mit den vorangehenden und die dort formulierten Anschauungen vgl. Diller, De victu 47ff.

[3] Vgl. Hipp. Progn. 10 (I 87,18 f. Kw. = II 134,9 f. L.): κάκιστον δὲ μὴ κοιμᾶσθαι μήτε τῆς ἡμέρης μήτε τῆς νυκτός.

Rufus hier einnimmt, den Anschein, als habe er neben den für die Gesundheit eines Menschen symptomatischen Träumen auch die andere Sorte, die θεόπεμπτα ἐνύπνια gelten lassen. Jedenfalls spricht eine Stelle bei Oribasios dafür.[1] Auch andere Ärzte vor ihm, denen es gewiß nicht an wissenschaftlicher Nüchternheit gefehlt hat, ließen die Existenz beider Arten nebeneinander zu.[2]

Es ist nicht schwer, aus den uns erhaltenen Schriften, die sich mit Träumen und ihrer Deutung beschäftigen, Parallelen zu den von Rufus angeführten Fällen zu finden. Die umfangreiche Traumbuchliteratur der Antike, die uns sogar bei Artemidor nur zu einem geringen Teil faßbar ist, enthielt natürlich zahllose Beispiele für alle Arten von Träumen, besonders aber für die häufiger wiederkehrenden.[3] Nur muß man sich darüber klar sein, daß die volkstümliche Deutung vielfach von einfachen Gleichsetzungen ausging[4]: Alles, was σύνηθες, προσῆκον, κατὰ τρόπον geschieht, was καθαρόν und λευκόν ist, bedeutet etwas Gutes, das Gegenteilige kündigt Unheil an.

Im Grunde gilt für Rufus und Artemidor dasselbe, was Fredrich für das Verhältnis Autor De victu IV – Artemidor konstatiert hat[5]: Für den Arzt besitzen die genannten Symbole des Traumes Aussagewert für den Gesundheitszustand des Patienten, weil ihre Ursprünge im Körper selbst liegen, für den Verfasser des Traumbuches sind sie als gut oder schlimm im weitesten Sinne anzusehen und betreffen das künftige Ergehen des Träumenden im allgemeinen.

Für unsere Stelle scheint es nicht unwichtig zu sein, daß Rufus jedenfalls nur die Träume mit „natürlichen Ursachen" berücksichtigt. Das deutet schon die Ausdrucksweise an. Der Begriff ὄνειρος, der nach Artemidor (Prooem. IV = 199,11–20 He.) auf die prophetischen, sich bewahrheitenden Träume anzuwenden ist, erscheint bei Rufus überhaupt nicht. Nur ἐνύπνιον wird verwendet, ein Wort, das in erster Linie auf die körperlich bedingten Traumbilder deutet. Daneben taucht noch das Wort φάσμα auf, dessen Verwendung nicht auf bestimmte Traumgattungen beschränkt gewesen zu sein scheint.

[1] Ruf. ap. Orib. Coll. med. XLV 30,11–14 (III 192,3–14 R.). Dort wird von einem Tempeltraum im Asklepiosheiligtum zu Pergamon berichtet, wo der Gott die neuesten Erkenntnisse der Medizin ausspricht.

[2] Für Herophilos z. B. bezeugt bei [Gal.] Phil. hist. 106 (Dox. Gr. 640,4 – 7 D.)

[3] Über die stoische Literatur zu diesem Thema gibt Cicero De div. I 39 (vgl. die Anmerkungen in der Ausgabe von Pease) Anhaltspunkte. Vgl. auch den Traum, den Cicero I 58 berichtet.

[4] Vgl. Fredrich 213.

[5] Das schließt nicht aus, daß Artemidor und der Autor De victu IV, wie die Berührungspunkte beweisen, das Material älterer Traumbücher gemeinsam benutzt haben. Vgl. Fredrich 209ff.

1. Traum:

Es ist wohl ziemlich sicher, daß Rufus diesen Fall (wie auch die beiden folgenden) aus eigener Anschauung berichtet. Schließlich ist er selbst Ephesier und führt öfter Beispiele aus Ephesos und Umgebung an.[1]

Auf drohende Gefahr weist die Vorstellung, man befinde sich im Wasser. Darin sind sich Artemidor und der Autor De victu IV einig. Am besten vergleiche man hierzu die Abschnitte Artem. I 64; II 27 (59; 122 He.). Aus der ersten Artemidorstelle geht übrigens auch hervor, daß die Farbe des Wassers, das man im Traume sieht, nicht gleichgültig ist. Die λίμνη μέλαινα allein würde genügen, um auf künftige Gefahren hinzuweisen. Nun halte man De victu IV 90 (VI 658 L.) dagegen: Die Medizin bemächtigt sich der Symbolik, fügt aber noch eine wissenschaftliche Begründung hinzu: Wasser bedeutet übermäßige Feuchtigkeit im Körper.

Das Prinzip, nach dem Rufus derartige Träume interpretiert, ist im Grunde ähnlich geblieben.[2]

§ 30

Daß Rufus auch an Überschuß von ὑγρασία denkt, beweist der letzte Satz dieser Traumgeschichte, wo er zum Ausdruck bringt, ein Aderlaß hätte den Athleten retten können.[3]

§ 31

2. Traum:

Auch hier liefern Artemidor und der Autor De victu IV die notwendigen Parallelen: Artem. I 60 (56,15–18 He.) und De victu IV 93 (VI 660 L.). Die Deutung geschieht wieder durch eine einfache Gleichsetzung: dem ἀλλόμορφα entspricht ἀσυνήθη σιτία.

Die Krise des Fiebers (durch Nasenbluten, vgl. § 12 [28,8–10; Komm. 158 und Anm. 1]) ist, so wird man Rufus verstehen dürfen, der spezielle Fall einer νόσος κινδυνώδης. Die modern anmutende Theorie, Träume entstünden entsprechend den Körpersäften, darf

[1] Dazu gehört ja auch Samos, § 57.

[2] ἐν οὐδενὶ θέμενος (34,20): die entsprechende Wendung kehrt in vollständigerer Form § 47 wieder. Vgl. Herod. III 50.
Die etwas schwerfällige Gliederung des Satzes durch αὐτίκα μὲν — αὐτίκα δέ (34,22 f.) findet sich bei Rufus öfter, z. B. Ren. Ves. 7,5 (39,5 f. D. R.). Rufus' innerer Anteil an dem Beschriebenen zeigt sich in dem Übergang zum Praes. hist.; vgl. § 57.

[3] σοφός ist hier so zu verstehen, wie es Pindar vom Wagenlenker (P. 5,115) und Aischylos vom Steuermann (Suppl. 770) gebrauchen, nämlich mit der Nebenbedeutung „geschickt", „sich auf (berufliche) Kniffe verstehend". Das überlieferte τοῦ habe ich, wie der Sinn es erfordert, korrigiert.

nicht darüber hinwegtäuschen, daß er sich doch im wesentlichen an älteste dogmatische Traditionen hält und damit der volkstümlichen Traumdeutung immer noch verbunden bleibt.

§ 32

3. Traum:

Parallelen wurden bereits zu §§ 29/30 angeführt. Die Erwähnung des Kaystros weist wieder auf Rufus' engere Heimat.

Ohne daß die vorangegangene Krankheit näher bezeichnet würde, erfahren wir nur, sie sei zu einem chronischen Leiden, der Wassersucht, umgeschlagen. Anhand des antiken Materials ergeben sich eine Reihe von Möglichkeiten für die primäre Krankheit. Am wahrscheinlichsten ist die Annahme – wir befinden uns ja noch in dem Abschnitt über die fiebrigen Krankheiten –, daß ein Fieber in Wassersucht ausgegangen ist. Beispiele dafür bietet das C. H., z. B. Aer. 10 (65,16–19 Heib.) und Epid. I 9 (I 188,14f. Kw. = II 628,9f. L.), wo als ἀπόστασις der Fieber auf Thasos Wassersucht auftritt. Daneben kommen auch Leberverhärtungen und Milzerkrankungen als primäre Krankheiten in Frage.[1]

§ 33

Den Abschluß des Kapitels bildet eine sehr allgemein gehaltene Begründung, weshalb der Arzt auf die Träume seiner Patienten zu achten habe. Dazu ist im Vorangehenden bereits einiges gesagt worden. Es sei nur noch darauf hingewiesen, daß auch für Galen die Anschauung, Träume würden durch Körpersäfte verursacht, noch verbindlich ist. In der kleinen Schrift De dignotione ex insomniis (VI 832–835 K.), deren Titel schon verrät, welche Bedeutung Galen den Träumen, ähnlich wie Rufus, zuerkennt, werden gleich am Anfang verschiedene Arten von Träumen bestimmten Körpersäften zugeordnet. Die Symbolik ist denkbar einfach: Feuersbrunst im Traum bezeichnet ein Übermaß an gelber Galle, Rauch oder Finsternis überreichlich vorhandene schwarze Galle, „kalte Feuchtigkeit" verursacht, daß man von Regen träumt, um nur einige Beispiele anzuführen. Man erkennt ohne weiteres, daß sich an der Ausdeutung der Träume für die Diagnose gegenüber De victu IV nichts Grundsätzliches geändert hat.

[1] Vgl. Cael. Aurel. Chr. m. III 8, wo ein ganzer Katalog solcher Krankheiten gegeben wird.

6. KAPITEL

## Angeborene Krankheiten (§§ 34—35)

§ 34

Mit zwei rhetorischen Fragen beginnt Rufus diesen Abschnitt[1], der die angeborenen Leiden behandelt. Das Thema hat bereits die Ärzte des C. H. beschäftigt, allerdings tritt es hinter den übrigen Gebieten ziemlich zurück. Das Hauptinteresse galt eben den κοιναὶ νόσοι, den epidemischen Krankheiten. Es lassen sich aber Prorrh. II deutliche Beispiele für eine Berücksichtigung des ξυγγενὲς νόσημα finden. Sicher ist es kein Zufall, daß Rufus erst in diesem Zusammenhang von der πρόρρησις (36,12) spricht, obwohl vorher bereits mehrfach Gelegenheit dazu gewesen wäre. Man kann sagen, die Erkenntnis πᾶν τὸ συγγενὲς δυσιατότερον εἶναι τοῦ μὴ συγγενοῦς (36,9f.) sei „Zitat" aus der hippokratischen Schrift. Dort heißt es nämlich (II 5 = IX 20,18f. L.): ᾧ γὰρ ξυγγενές τι τουτέων τῶν νοσημάτων, ἔστιν εἰδέναι δυσαπάλλακτον ἐόντα. Als Beispiele werden Wassersucht, Schwindsucht, Podagra und die heilige Krankheit, Epilepsie, angeführt. Bei Rufus werden die alten Erkenntnisse in den Bereich der Anamnese einbezogen. Der Gesichtspunkt der Prorrhesis, der hier neben dem der Therapie erscheint, spielt im weiteren Verlauf der Schrift keine Rolle mehr, so daß man beinahe sagen möchte, er wird hier nur erwähnt, weil es auch bei Hippokrates geschieht.

Weil man wußte, derartige Leiden sind schwer zu heilen, kam für den Arzt alles darauf an, vor der eigentlichen Behandlung „vor Zeugen" darüber zu entscheiden, ob er den Fall überhaupt zu übernehmen gewillt sei und wie die Aussichten auf eine endgültige Heilung seien. Damit sicherte er sich im Falle eines Mißerfolges gegen etwaige Vorwürfe und Verleumdungen. Immerhin scheint aber die Befragung des Kranken und seiner Angehörigen in solchen Fällen nicht verbreitet gewesen zu sein, wie die folgende Apologie bei Rufus anzunehmen nahelegt. Er distanziert sich deutlich von allen, die seine Methode ablehnen.[2]

Wenn auch in späterer Zeit die Frage nach der Verantwortung des Arztes im Falle einer mißglückten Behandlung nicht mehr so stark im Vordergrund gestanden hat wie in den Anfängen der Heilkunde, so bleibt die Prorrhesis doch weiterhin ein Teilgebiet der ärztlichen

[1] Das Stilmittel der rhetorischen Frage verwendet Rufus noch öfter: Orib. Coll. med. VIII 24,51 (I 275,11 R.); XLV 30,46 (III 195,4—6 R.). Daremberg las versehentlich einen anderen Text.

[2] Der Verfasser der Schrift De decente habitu z. B. (16 = 29,13—19 Heib.) lehnt die Prorrhesis wegen der nachteiligen Wirkung auf den Patienten selbst ab. Zur Datierung der Schrift vgl. Fleischer 58ff.

Tätigkeit. Auch Galen kann nicht auf sie verzichten (Comm. Hipp. Prorrh. I, Prooem. = CMG V 9,2, 3 D.). Das Verhältnis der Prorrhesis zur Prognose stellt sich ihm dabei so dar, daß der Arzt, nachdem er bei sich zu einer Prognose gekommen ist, die alles berücksichtigt, was er von dem Patienten weiß, darangehen kann, τοῖς πολλοῖς (z. B. dem Kranken selbst und seinen Angehörigen) Angaben zu machen, die den weiteren Verlauf der Krankheit, ihre Aussichten auf Heilung usw. betreffen. Dabei dürfte für einen guten Arzt das Ausschlaggebende gewesen sein, das Vertrauen seines Patienten zu gewinnen (vgl. πιστεύεσθαι Hipp. Progn. 1) für den Fall, daß er die Behandlung übernahm. Sonst konnte er mit der Prorrhesis die Begründung verbinden, weshalb er die Therapie nicht versuchte.

§ 35

Ebenfalls unter dem Oberbegriff der συγγενῆ νοσήματα sind die nächsten Punkte zu verstehen. Der Begriff μετάστασις, der seit Hippokrates in der medizinischen Literatur belegt ist, bezeichnet zweierlei, wie Galen Comm. Hipp. Aph. V 7 (XVII B 790,10–12 K.) bemerkt. Ursprünglich meint das Wort die Verlagerung eines Leidens von einem Körperteil in einen anderen. Daneben wird aber auch vom Aufhören einer Krankheit im übertragenen Sinne (καταχρῆσθαι nennt es Galen) μεθίστασθαι gesagt. Die zweite Bedeutung liegt in dem Aphorismus vor, den Galen kommentiert. Bei unserer Rufusstelle muß man die erste Wortbedeutung zugrunde legen, denn die Krankheit hält ja noch an.[1]

7. KAPITEL

## Diät während der Krankheit. Nahrungsaufnahme und ihre Wirkung. Bevorzugte Speisen (§§ 36—40)

§ 36

Der 7. Abschnitt befaßt sich wieder mit diätetischen Fragen, wie sie bereits im 3. Kapitel behandelt wurden, aber diesmal unter Beschränkung auf die Diät während der Zeit der Krankheit. Rufus weist nachdrücklich darauf hin, dieser Abschnitt sei nicht überflüssig: Vorher sei nur von der Diät des Gesunden die Rede gewesen (εἴρηται

[1] Man darf als sicher annehmen, daß das überlieferte augmentlose Plusquamperfekt συμπεπτώκει (36,11) richtig ist. Koine-Einflüsse liegen ohne Zweifel bei Rufus vor (vgl. § 2 τὰς πεύσεις ποιεῖσθαι und § 40 ποιεῖσθαι . . . τὴν εὕρεσιν). Zur Form vgl. Bl.-D., NTGr § 66,1.

πρότερον 36,15 verweist auf §§ 15ff.), jetzt handele es sich um die Lebensweise des Kranken. Dabei wird auch die Möglichkeit berücksichtigt, daß der Patient, bevor er sich in die Behandlung des hier gedachten Arztes begab, von sich aus oder auf Anraten eines anderen Arztes Medikamente zu sich genommen haben könnte. Daher muß die gesamte Therapie erfragt werden, wie Rufus in umständlicher Sorgfalt betont. Das ist wieder mit Anspielung auf die Lehre von der Individualität gesagt. πρὸς τὸ μηδὲν κινῆσαι (36,19) vor allem weist deutlich auf die Ausführungen zum ἐθισμός zurück, die das 3. Kapitel ausmachen. κινεῖν, das bei Hippokrates meistens in der speziellen Bedeutung von κενοῦν oder καθαίρειν gebraucht wird, muß hier in weiterem Sinne gefaßt werden, etwa als Synonym zu μεθαρμόζειν. Der Satz καὶ γὰρ – εἰδέναι (36,18–20) zeigt den dreigliedrigen Bau rhetorischer Prosa. Solche glatten Gefüge sind bei Rufus nicht oft zu finden.

§ 37

Mit der stereotypen Wendung ἐρωτητέον δὲ καί, die an ähnliche Ausdrücke bei Aristoteles erinnert, geht Rufus zur Behandlung der Nahrungsaufnahme über. Es war offenbar nicht alltäglich, danach zu fragen. Jedenfalls erläutert Rufus die Berechtigung gerade dieser Frage besonders ausführlich. Hier erscheinen zum einzigen Male die δημοτικοί, die Leute aus dem Volke[1] ohne medizinische Kenntnisse, denen solche Fragen zu banal sind. Die leicht verärgerte Art, in der dieser Satz gesagt wird, läßt erkennen, daß Rufus derartigen Unverstand offenbar weit verbreitet vorfand. Seine Klage erinnert, wenn sie auch weitaus maßvoller im Tone ist, in der Haltung an die unfreundlichen Worte bei Hipp. Acut. I 6 (I 111,15f. Kw. = II 236,3f. L.) über die δημόται ἀσυνετώτατοι.

§ 38

Ähnlich verhält es sich mit der Frage nach dem Zeitpunkt der Nahrungsaufnahme sowie nach Art und Menge der Speisen. Diese Reihe war schon § 27 genannt worden. Neben den unverständigen Kritikern aus dem Volk gab es offenbar auch unter den Fachkollegen Männer (wie etwa Kallimachos), die mit einer wissenschaftlichen Begründung die Anamnese im weitesten Sinne ablehnten. Man kann das aus dem letzten Satz von § 38 mit ziemlicher Sicherheit schließen. Das Argument dieser Ärzte muß gelautet haben, dem Behandelnden stün-

[1] In dieser Bedeutung, synonym zu δημότης, findet sich das Wort bei Demosth. XXI 209. Sonst hat es meistens speziellere Bedeutungen. Es sei daran erinnert, daß Rufus ein Werk verfaßt hat, dessen Titel bei Rhazes mit „Ad vulgus" wiedergegeben wird.

den ja in ῥώμη und ἀσθένεια des Patienten[1] Anhaltspunkte zur Verfügung, aus denen er alles Wissenswerte über die Nahrungsaufnahme ablesen könne. Das mag in erster Linie auf Ärzte der methodischen Schule bezogen werden[2], mag aber auch auf einzelne „Abtrünnige" aus der dogmatischen Schule gemünzt sein.

§§ 39/40

Jetzt wird die Wichtigkeit, welche die Kenntnis der individuellen Art für den Arzt besitzt, an einem neuen Beispiel erläutert. Dabei entspricht dem Satz οὐ γὰρ πάντες πεφύκαμεν τρόπῳ τῷ αὐτῷ (§ 16) inhaltlich der Ausdruck ἑκάστῳ γὰρ ταῦτά ἐστι καὶ οὐ καθόλου (38,5f.), eine Erkenntnis, die zum dogmatischen Lehrgut gehört: Nicht die objektiv beste (d. h. qualitätvollste) Nahrung ist in jedem Falle auch die zuträglichste, sondern bisweilen wirkt etwas, das der Patient besonders gern ißt, auch wenn es vom wissenschaftlichen Standpunkt betrachtet nicht das Empfehlenswerteste wäre, weit günstiger auf den Körper ein.[3] Denn der Körper verdaut das, was ihm angenehm ist, leichter als alles andere, das nur mit Widerwillen aufgenommen wird.[4]

Der Abschnitt findet eine Parallele in Rufus' Schrift Ad vulgus (bei Rhazes in großen Partien erhalten), Fr. 363,1 (524,13–16 D. R.):

Scire debes quod quidam digerunt aliqua nutrimenta mala, juvamentum de eis sequendo magis quam de nutrimentis bonis penes alios, ex proprietatibus subtilibus aptis in complexione eorum (Individualität!) et complexione ipsorum nutrimentorum.

Daran schließt sich die Vorschrift, der Arzt müsse dies per interrogationem in Erfahrung bringen, da er es nicht von sich aus und auch nicht aus der Kenntnis der Nahrungsmittel wissen könne:

. . . quoniam non poterit sequi medicus per se absque conscientia illorum.

[2] § 2 werden ῥώμη καὶ ἀσθένεια (24,7) ausdrücklich durch Fragen erkannt.

[1] Vgl. dazu Kapitel 10.

[3] Eine etwas andere Fassung desselben Gedankens §§ 18/19, wo von σύνηθες σιτίον die Rede ist.

[4] Der Satz ist nicht leicht verständlich. Wie die Stellung nahelegt, ist οὐ zu μασωμένῳ zu ziehen; dadurch erhält man ein Partizip mit kaus. Sinn. Der Unterschied in der Verdaulichkeit ist wichtig: Mag das ἀηδές genauso nahrhaft sein wie das ἡδύ (oder noch nahrhafter), infolge des schlechten Kauens und der folgenden Verdauungsschwierigkeiten ist seine Wirkung nachteiliger. So wird der adversative Charakter des zweiten Teiles verständlich. ἐνέργεια wird hier von der Nahrung gesagt wie sonst von Medikamenten. Die Verbindung von πέττειν und ἀναδιδόναι ist häufig, z. B. Gal. Comm. Hipp. Acut. I 17 (CMG V 9,1, 136,3 Helmr.). Die Frage, ob ἑκατέρου (= ἑκάστου; vgl. L.-Sc. s. v. Nr. 2) zu halten ist, wage ich nicht zu entscheiden, weil mir außer Luc. Alex. 49 kein Beleg bekannt ist, und auch dort würde eine Änderung leicht durchzuführen sein.

Das conveniens und inconveniens muß bei jedem Patienten gesondert erforscht werden. Die Parallele lehrt, daß auch in dem diätetischen Abschnitt der Schrift Ad vulgus diese Fragen eine große Rolle gespielt haben.

Es läßt sich aber zeigen, daß Rufus damit wieder auf dem Boden des C. H. steht. Schon die ältere Medizin war sich darüber klar, daß zu einer sinnvollen Krankendiät auch die Rücksichtnahme auf den Geschmack des Patienten gehört. Als Beweis dafür mag Hipp. Aph. II 38 (IV 480 L.) angeführt werden, wo es heißt: τὸ σμικρῷ χεῖρον καὶ πόμα καὶ σιτίον, ἥδιον δὲ τῶν βελτιόνων μέν, ἀηδεστέρων δέ, μᾶλλον αἱρετέον. Rufus hat lediglich eine ausführlichere Begründung angefügt.[1] Es versteht sich von selbst, daß diese Erkenntnis, nachdem sie einmal ausgesprochen war, später immer wieder auftaucht. So finden wir sie z. B. Gal. San. tuenda VI 3,24 (CMG V 4,2, 173,31 f. Koch) und, aus Galen übernommen, bei den spätantiken Kompilatoren unter der Überschrift ὅσα εὔπεπτα.[2]

Wichtig ist eine andere Konsequenz, die Rufus noch aus der Individualität zieht: Da es darum geht, zu einer möglichst genauen Kenntnis des Patienten zu gelangen (und da diese u. U. selbst bei Anwendung der Anamnesetechnik nicht immer erreicht wird), erscheint es ratsam, nach Möglichkeit Leute hinzuzuziehen, die den Kranken gut kennen.[3] Das ist nicht uncharakteristisch für Rufus: Sein Hauptanliegen ist die Heilung des Patienten. Um den Ruhm, einen Kranken aus eigenen Mitteln gesund gemacht zu haben, geht es ihm dabei nicht.

Gemeinsame Behandlungen durch mehrere Ärzte kommen gelegentlich in der Literatur vor. Allerdings wurden sie häufig von den Ärzten dazu benutzt, die Überlegenheit der eigenen therapeutischen Methoden gegenüber denen anderer Kollegen nachzuweisen. Dabei fehlte es auch nicht an persönlichen Auseinandersetzungen und Gehässigkeiten. In einer der jüngsten Schriften des C. H., den Praecepta (8 = 33,5–9 Heib.), wird dieser Fall berücksichtigt. Zeitlich gehört das Werk ganz in die Nähe von Rufus' Lebenszeit.[4] Der Verfasser ist sich des Kollegenneides und der herrschenden Eifersucht bewußt, wenn er schreibt (33,12 Heib.): μηδέποτε φιλονικέειν προσκυρέοντας ἑωυτοῖσιν ἢ κατασιλλαίνειν. Das sei, so fährt er fort, eines Arztes

[1] Eine wissenschaftliche Begründung für den Einfluß auf die Verdauung bei Gal. Comm. Hipp. Aph. (XVII B 537 K.).

[2] Vgl. Sim.-App. zu dieser Stelle: ἄμεινον δὲ εἰς τὴν πέψιν ἐστὶ τὸ ἥδιον ἑκάστῳ. Bei Orib. Eunap. I 34,11 (V 340,21 R.) steht in demselben Exzerpt statt ἥδιον das Wort ἧπαρ, was geändert werden sollte.

[3] ποιεῖσθαι . . . τὴν εὕρεσιν: der Typ des umschriebenen Verbs wie schon § 2 (24,5); vgl. Komm. 48 f.

[4] Zur Datierung vgl. Fleischer 9ff.

unwürdig. Gewisse Parallelen bietet Gal. Comm. Hipp. Off. med. Prooem. (XVIII B 641–643 K.). Rufus mag ebenfalls an derartige Schwierigkeiten gedacht haben, denn der Rat, einen Kollegen hinzuzuziehen, wird nicht mit den üblichen Ausdrücken des Müssens oder Sollens verbunden, sondern sehr vorsichtig und zurückhaltend mit ἐπαινέσαιμι ἄν eingeleitet.

8. KAPITEL

## Die Bedeutung von Schmerzen und Schmerzäußerungen für die Diagnose (§§ 41—43)

§§ 41/42

Die Reihe beginnt mit Schmerzbekundungen durch die Stimme: Stöhnen[1] und Schreien, wie sie Rufus auch bei schmerzhaften Nierenentzündungen beschreibt (Ren. Ves. 1,1 = 3,1f. D. R.). Hinzukommen Hinweise, die sich aus dem Verhalten des Patienten ergeben: das unruhige Werfen des Körpers[2], ferner der Zustand des Patienten, der sich nicht zu lassen weiß (ἀπορία), und die Lage des Körpers, alles Dinge, die der Arzt seit altersher beachtet hat. Vergleichbar ist z. B. Epid. V 43 (V 232 L.), wo die Begriffe ἀπορίη und ῥιπτασμός gemeinsam vorkommen; statt ἀπορίη findet sich sonst in entsprechenden Verbindungen δυσφορίη (Acut. I 54 [I 136,21f. Kw. = II 342,9 L.]). Hier steht die κλίσις σώματος am richtigen Platz (vgl. Komm. 63,2). Die Lage des Patienten spielt auch Hipp. Progn. 3 (I 81,7–82,6 Kw. = II 118,7–120,9 L.) eine Rolle.

Schwierigkeiten bereitet der letzte Teil des Satzes, wo nach ἅπτεσθαι (38,14) sicher eine Lücke anzusetzen ist, da die Fortführung des Gedankens mit ἥν τε fehlt.[3] Man sollte davon ausgehen, daß in beiden Sätzen von verschiedenen Dingen die Rede ist. Die χειρῶν ἅψις (38,14),

[1] Die Verwendung von στέναγμα in Prosa dürfte einmalig sein. Sonst kommt das Wort ausschließlich (im Plural) in trag. Diktion vor.

[2] Das Wort ῥίπτασμα scheint nur hier vorzukommen. Natürlich könnte es versehentlich nach στενάγματι aus ῥιπτασμῷ entstanden sein, aber da es korrekt gebildet ist, braucht es nicht verdächtigt zu werden. Vergleichbar wäre etwa σκίρτημα zu σκιρτᾶν. Es wird nicht der anhaltende Vorgang, sondern die einzelne Phase bezeichnet.

[3] Zu ἥν τε . . . ἥν τε, das bei Rufus nicht selten ist, vgl. Crönert 475f. Weitere Belegstellen: Ruf. ap. Orib. Coll. med. XLV 30,10 (III 192,1 f. R.); ap. Aet. Amid. III 8 (I 266,4 f. Ol.) = Fr. 60,9 (319,9f. D. R.); Ren. Ves. 1,1 (3,1f. D. R.).

die, wie nach der vorangehenden Reihe zu erwarten ist, auf den Patienten zu beziehen ist, tritt offensichtlich nur dann ein, wenn jemand sich anschickt, den Kranken zu berühren. Es handelt sich um eine abwehrende Bewegung. Dann aber muß man nach ἅπτεσθαι so ergänzen: „sei es, daß ein anderer ihn anfassen möchte.“ Darauf weist das betonte σύ hin.[1] Hinzu kommt, was das eben Gesagte nicht ausschließt, daß der Kranke die ihn schmerzende Stelle reibt und drückt (πιέζει).[2] Das wird für den Arzt in solchen Fällen wichtig, wo es keine Möglichkeit gibt, den Sitz des Schmerzes zu erfahren, wenn nämlich der Patient nicht sprechen kann. Dieser Fall war schon im 1. Kapitel (§ 10 = 26,20) in Betracht gezogen worden.

Ganz zuverlässig ist diese beobachtende Methode jedoch nicht, selbst wenn man noch zusätzlich fragt. Es gibt ja doch – hier spricht wieder der praktische Arzt aus eigener Erfahrung – Simulanten, die Schmerz zu heucheln verstehen, wie es sonst nur tragische Schauspieler tun. Gemeint ist offenbar zweierlei. Einmal kann man daran denken, daß weichliche Menschen[3] unerträgliche Schmerzen heucheln, wo nur geringfügige vorhanden sind, ein Fall des „Angebens“, in dem der Kranke Mitleid mit seinem Zustand erwecken möchte. Zum anderen kommt es auch vor, daß jemand, um einem für ihn unangenehmen Geschäft zu entgehen, überhaupt Schmerzen erfindet. Zur Illustration mag man die sog. Simulantenschrift Galens (CMG V 10,2,4)[4] heranziehen, wo zwei Fälle von simulierter Krankheit beschrieben werden. Beide Male kommt es dem Simulierenden darauf an, sich einer lästigen Verpflichtung zu entziehen. Galen kann sich rühmen, beide richtig eingeschätzt zu haben. Er faßt das, was Rufus etwas ausführlicher in § 42 ausdrückt, mit den Worten zusammen, es bedürfe neben der ärztlichen Erfahrung des gesunden Menschenverstandes, um Echtes von nur Vorgegebenem zu unterscheiden (a. O. 114,9–12 Deichgr.-Kudl.). Rufus zieht in erster Linie den Charakter des Kranken in Betracht. Seine Methode dürfte allerdings dort auf Schwierigkeiten stoßen, wo der Arzt den Patienten zum ersten Male sieht und seinen Charakter überhaupt nicht kennt.[5] In ganz ähnlicher Weise wird zu Beginn der

[1] Es ginge allenfalls noch an, χειρῶν ἅψις darauf zu beziehen, daß der Patient seine Hände schützend über den schmerzenden Körperteil streckt.

[2] Vgl. § 57: . . . εἶδον συνεχῶς . . . ἁπτόμενον αὐτὸν τῆς κεφαλῆς . . .

[3] τρυφή und μαλακία als Hendiadyoin gebraucht wie Plat. Resp. 590b, τρυφὴ . . . καὶ μαλθακία.

[4] In Wirklichkeit handelt es sich um ein Stück Originaltext des Kommentars zu Hipp. Epid. II 2, der sonst nur in arabischer Übersetzung erhalten ist (CMG V 10,1, 206ff. Pfaff). Vgl. Deichgr., CMG 112.

[5] Die hier angeführten Eigenschaften, die alle auf die Selbstbeherrschung des Menschen zielen (sie lassen sich sogar den verschiedenen Seelenschichten zuordnen), erscheinen häufiger zusammen: Plat. Gorg. 491d; Resp. 410e; 416d.

Schrift (§ 2) vorausgesetzt, daß der Arzt den Patienten schon kennt, wenn er beurteilen soll, ob eine höfliche oder unfreundliche Antwort zum Benehmen des Kranken paßt oder nicht.

§ 43

Die kleine Ergänzung, die den Schluß des Kapitels bildet, gehörte eigentlich in den Bereich der Schmerzarten. Galen berücksichtigt sie, um Simulanten zu entlarven, weil ein Laie gewöhnlich nicht die einem Körperteil „zukommenden" Schmerzen zu verspüren vorgibt (a. O. 116,6f. Deichgr.-Kudl.): ἐρωτωμένους ... τὸ τῆς ὀδύνης εἶδος, οἰκεῖον ἀποκρίνασθαι τῷ πεπονθότι μορίῳ.[1]

9. KAPITEL

## Die Beschaffenheit des Leibes und die Verdauung (§§ 44—45)

§ 44

Dieser kurze Abschnitt stellt eigentlich einen Nachtrag zu § 16 dar, wo von der φύσις ἑκάστου πρὸς ἕκαστα (30,5) die Rede war. Auch hier handelt es sich ja nicht um den Zustand des Patienten während der Krankheit, sondern um seine Konstitution schlechthin.

Die Frage spielt seit altersher in der antiken Medizin eine Rolle. Hippokrates berücksichtigt sie in der Schrift De aere nachdrücklich, wobei zunächst die Abhängigkeit der Beschaffenheit der κοιλίαι von den Umwelteinflüssen, besonders Klima, geographischer Lage und Wasser, ausgeführt wird. Weiterhin ergibt sich aber auch für den Arzt die Notwendigkeit, in Diätvorschriften wie in der Therapie Rücksicht auf ihre besondere Art zu nehmen. So steht es z. B. c. 7 (60,23f. Heib.), wo von der Wirkung sumpfigen Wassers auf die davon Trinkenden die Rede ist: Sie bedürften stärkerer Medikamente, weil ihre Leiber sehr trocken und warm seien. Auch in der Krankendiät ist es von Bedeutung, z. B. die beste Art Trinkwasser für einen Patienten zu wählen. Das geschieht am einfachsten, wenn man jeweils eine Wassersorte anwendet, die in ihrem Charakter der Beschaffenheit der κοιλία des Kranken entgegengesetzt ist (61,31–35 Heib.). Bei Gesunden wird diese Rücksicht nicht beobachtet. Sie können das jeweils vorhandene Wasser zu sich nehmen (61,29f. Heib).

[1] Einen großen Raum nahm die Unterscheidung der verschiedenen Schmerzarten in der pneumatischen Lehre seit Archigenes ein. Vgl. Wellm., Pneum. 163.

Entsprechend muß man den Abschnitt bei Rufus auffassen. Für den Fall einer ärztlichen Behandlung ist es natürlich von Belang zu wissen, wie es mit der Verdauung eines Patienten bestellt ist. Schwere Verdauung darf nicht noch durch ein unüberlegt verabreichtes Mittel verschlechtert werden.

§ 45

Aber auch die übrigen Ausscheidungen müssen berücksichtigt werden. Das dürfte ebenfalls bei der Behandlung des Kranken wichtig werden. In einem Falle z. B., wo es auf eine κένωσις ankommt und der Arzt die Wahl hat, sie durch ἐμετικά oder καθαρτήρια zu erreichen, wird er sich gewiß dafür interessieren, auf welche der beiden Arten der Patient am leichtesten anspricht und welche ihm am wenigsten Unannehmlichkeiten bereitet.[1]

10. KAPITEL

## Tierbisse, besonders Bisse tollwütiger Hunde mit nachfolgender Hydrophobie (§§ 46—49)

§ 46

Hier verläßt Rufus die Darstellung der κοιναὶ νόσοι. Der zweite Teil der Schrift beschränkt sich im wesentlichen auf zwei Gebiete, die aus der großen Zahl der möglichen Beispiele herausgegriffen werden, auf die Hydrophobie (als Folgeerkrankung von Hundebiß) und auf Kriegsverletzungen. Anderes, etwa Knochenbrüche und Verrenkungen, wird nicht berücksichtigt.

Zum Verlauf der Krankheit:

Der Biß heilt, wenn die Schließung der Wunde nicht verhindert wird, nach kurzer Zeit zu, und der Patient scheint vollkommen gesund zu sein. Erst viel später – Galen spricht von zwei bis vier oder noch mehr Monaten; in einem Falle trat das zweite Stadium erst nach einem Jahr auf[2] – folgt die eigentliche Hydrophobie. Der Kranke scheut jegliche Berührung mit Wasser; er badet nicht und, was schlimmer ist, er trinkt trotz dem immer peinigender werdenden Durst nichts mehr.

[1] Man bedenke dabei, daß Rufus in dem Abschnitt περὶ ἐμέτων (aus der großen „Diät" stammend?) besonders auf die Frage des εὐκόλως ἐμεῖν eingeht; vgl. Orib. Coll. med. VIII 21 (I 267 R.).

[2] Gal. Comm. Hipp. Prorrh. I 2,16 (CMG V 9,2, 66,7–9 D.). Aet. Amid. VI 24 (II 164,19 f. Ol.) gibt 40 Tage oder mehr als Inkubationszeit an.

Dazu kommen Krämpfe und Anfälle von Delirium und Raserei.[1] Bisweilen tritt noch eine Rötung des Körpers, vor allem der Stirn, auf (vgl. Philum. I 3 = 4,17–19 Wellm.). In einigen Fällen hilft nach Ansicht antiker Ärzte eine Radikalkur, bei der der Kranke gegen seinen Willen in ein Bassin mit Wasser gestoßen wird und so vielleicht widerwillig, falls er nicht schwimmen kann, Wasser schluckt und seinen Durst löscht. Aber Celsus, der diese Therapie mitteilt[2], warnt vor plötzlichen Krämpfen, die hierbei auftreten können. Eine ungewöhnliche Krankengeschichte teilt Aetios VI 24 (II 164,26–31 Ol.) mit: Ein Philosoph überwindet mit Hilfe seiner ratio das Leiden.

Es ist auffällig, daß die Hydrophobie zwar in der Literatur der Kaiserzeit eine erhebliche Rolle spielt, vorher aber für uns nicht faßbar ist. Daß dies nicht etwa an der fragmentarischen Überlieferung der antiken medizinischen Literatur liegt, beweist die spätantike Fachliteratur. Dort macht man sich nämlich über ebendiesen merkwürdigen Tatbestand Gedanken. Für uns ist das bei Caelius Aurelianus (Ac. m. III, Quelle Soranos) greifbar.

Die antike Diskussion ging von der Beobachtung aus, daß die Krankheit namentlich bei Hippokrates nicht erwähnt wird. Dafür suchten die verschiedenen Schulen Erklärungen. Einige hielten es für möglich, es handele sich um eine vollkommen neue Krankheit. Andere, darunter Artemidoros von Side (1. Jh. v. Chr.), vertraten den Standpunkt, es könne überhaupt keine „neuen“ Krankheiten geben. Wieder andere, darunter der nicht weiter bekannte Erasistrateer Charidemos, waren der Ansicht, es könnten zwar neue Krankheiten auftreten, aber die Hydrophobie gehöre nicht dazu. Diese Ärzte – und sie waren offenbar in der Mehrzahl – mußten dann den Schluß ziehen, die Krankheit sei zwar alt, sei aber nicht bemerkt worden. Ihre Gegner brachten dagegen vor, das Leiden sei so charakteristisch und bereite den Medizinern derartiges Kopfzerbrechen, daß es nicht hätte unbemerkt bleiben können, wenn es tatsächlich schon früher aufgetreten wäre. Die andere Gruppe bemühte sich nun, Beweise für das frühe Auftreten der Krankheit zu finden. Ihre Belege aus der älteren Literatur sind entweder nicht mehr nachzuprüfen oder nicht überzeugend.

So nahmen sie z. B. die Darstellung des Tantalos und seiner Qualen bei Homer (λ 582) als eine Anspielung auf dieses Leiden. Ferner mußte Hippokrates herhalten, bei dem man zwar keine direkte Erwähnung der Hydrophobie nachzuweisen vermochte, der aber verschiedentlich Krankheiten mit Symptomen beschreibt, die man mit viel Phantasie

[1] Vgl. § 46 (40,11).
[2] Cels. Med. V 27,2 CD (231,8–21 M.), aus der Schule des Artorius. Vgl. Cael. Aurel. Ac. m. III 16,133.

auch auf die Hydrophobie beziehen kann.[1] Die Verweise auf Ps.-Demokrit (Fr. 300,10 D. aus Bolos περὶ ἀντιπαθειῶν) und auf Polybos, der diese Kranken als φεύγυδροι bezeichnet haben soll[2], sind für uns nicht mehr recht nachzuprüfen, aber auch nicht über jeden Verdacht erhaben.

Nach diesem Referat folgt die Argumentation des Methodikers, die Caelius Aurelianus aus Soranos übernommen hat:

Es hat seit der ältesten Zeit mit Sicherheit Hunde als Haustiere gegeben. An ihnen wurde schon früh Tollwut beobachtet. Bereits Homer kennt sie (z. B. Θ 299). Gab es solche tollwütigen Hunde, wird auch die Krankheit vorgekommen sein. Die weitverbreitete Hilflosigkeit der Ärzte angesichts des Leidens braucht kein Argument für die Neuheit zu sein. Auch sind ja die Symptome nicht völlig neuartig, denn sie treten teilweise bei anderen Krankheiten auf. Deshalb wäre es terminologisch falsch, das Leiden insgesamt als „neu" zu bezeichnen.

Der „historische" Teil des Referates enthebt uns, so einleuchtend er sein mag, nicht der Schwierigkeit, erklären zu müssen, warum die Hydrophobie erst Jahrhunderte nach dem nachweislichen Vorkommen tollwütiger Hunde erwähnt wird. Anführungen von λυττῶντες κύνες bei Autoren des 4. Jhs. v. Chr.[3] ergeben nichts für die Hydrophobie. Und schließlich läuft die Meinung des Aristoteles der Sorans strikt zuwider, wenn es (Hist. anim. VIII 22,604a 5–8) ausdrücklich heißt, für den Menschen seien diese Bisse ohne Folgen. Man wird also mit der Möglichkeit rechnen müssen, daß hier zu einem annähernd fixierbaren Zeitpunkt ein Leiden auftritt, welches das Attribut „neuartig" gegen die Autorität der methodischen Schule verdient. Einen terminus post quem liefert Aristoteles. Zur weiteren Einengung des fraglichen Zeitraumes müssen folgende Stellen herangezogen werden:

Die ältesten unter den bei Celsus, Galen und Caelius Aurelianus (= Soranos) zitierten Autoren reichen nicht vor das Jahr 100 v. Chr. zurück[4], die meisten gehören bereits der frühen Kaiserzeit an.[5] Das

[1] Vgl. z. B. Prorrh. I 16 (V 514 L.); exzerpiert Coac. 95 (V 602 L.).

[2] Cael. Aurel. Ac. m. III 15,121: item Polybus hanc passionem memoravit dicens aquifugas cito interire, quos pheugydros appellavit. φεύγυδρος ist nur hier belegt. Es läßt sich kein Hinweis finden, woher die Notiz stammen könnte.

[3] Z. B. Xen. Anab. V 7,76. In der Polemonanekdote (Ind. philos. acad. 50 Mekler; Diog. Laert. IV 17 aus Antigonos von Karystos) wird der Tatsache, daß der Hund tollwütig war, keine Bedeutung beigemessen, sondern allein die Standhaftigkeit des Philosophen gegenüber dem schmerzhaften Biß bewundert.

[4] U. a. Artemidoros von Side bei Cael. Aurel. Ac. m. III 15,118; Nikeratos bei Gal. Antidot. II 15 (XIV 197,1 K.); Heras von Kappadokien bei Gal. Comp. medicam. gen. I 16 (XIII 431 K.); Charidemos bei Cael. Aurel. Ac. m. III 15,118.

[5] U. a. Artorius bei Cael. Aurel. Ac. m. III 16,133; Aphrodas bei Gal. Antidot. II 17 (XIV 207 K.); Andromachos d. J. bei Gal. Comp. medicam. loc. X 3 (XIII 262 K.).

paßt zu der Notiz bei Plutarch Quaest. conv. VIII 9,1 (731 AB; auf einen nicht weiter bekannten Athenodoros zurückgehend), nach der die Krankheit erst zur Zeit des Asklepiades aufgetreten sei.

Der Gesichtspunkt der Therapie herrscht an den Stellen, wo die Hydrophobie erwähnt wird, vor. Nur unter den „Dogmatikern" scheint man sich auch über das Wesen des Leidens Gedanken gemacht zu haben. Für eine besondere Abhandlung von Rufus zu diesem Thema sprechen Fr. 382 D. R. (aus Rhazes) und Paul. Aeg. V 3 (II 8,17–21 Heib.).[1] Es heißt dort, Rufus habe die Hydrophobie als eine Art Melancholie aufgefaßt, weil die Kranken in beiden Fällen von Furcht befallen würden. Dem Saft, der die Melancholie verursache (schwarze Galle), entspreche das Gift des tollwütigen Hundes.

Selbst wenn man damit rechnet, daß die Krankheit etwas eher vorgekommen sein mag, als Plutarch angibt, so wird man nicht weit in das ausgehende 2. Jh. zurückgehen dürfen. Damals muß das Leiden allerdings gleich in solcher Häufung aufgetreten sein, daß man sich überall mit Methoden der Therapie beschäftigen mußte.[2]

Aber noch aus einem anderen Grunde wird die Krankheit häufig erwähnt. Im 1. und 2. Jh. n. Chr., als in den Auseinandersetzungen zwischen den verschiedenen Ärzteschulen u. a. auch die Frage der προκαταρκτικὰ αἴτια diskutiert wurde, benutzten die „Dogmatiker" und Empiriker den Fall der Hydrophobie, um allen Ärzten, die diesen αἴτια keine Bedeutung beimaßen, die Richtigkeit des eigenen Standpunktes vor Augen zu führen.[3] Vor allem gegen die Methodiker, eine Schule, die sich selbst auf Themison zurückführte[4] und in der Therapie von ἐν τῷ σώματι διαθέσεις, wie Galen sagt (Sect. 7 = 16,21 Helmr.), ausging, führten die „Dogmatiker" und Empiriker einen erbitterten Kampf. Die Methodiker lehnten es rundweg ab, dem προκαταρκτικὸν αἴτιον irgendeine für die Therapie maßgebliche Bedeutung beizumessen oder gar nach ihm zu fragen, wie es die anderen taten. Die aufschlußreichsten Abschnitte liefert Galen an den zitierten Stellen (vgl. Anm. 3). Sie veranschaulichen, welch große Aktualität der Fragenkomplex in der Kaiserzeit besaß. Somit fällt aber auch auf den vorliegenden Abschnitt bei Rufus ein anderes Licht. Gewiß gehörte das Beispiel ohnehin in eine Schrift, die sich mit der Anamnese beschäftigt, aber auf dem Hintergrund der zeitgenössischen Ausein-

[1] Allerdings können diese Bemerkungen auch in Περὶ μελαγχολίας gestanden haben.

[2] Zu anderen Schlüssen kommt E. D. Baumann in seinem ausgezeichneten Aufsatz: Über die Hundswut im Altertume, Janus 32, 1928, 137 ff.

[3] Vgl. vor allem Gal. Sect. 4 (7,10–8,21 Helmr.) = Deichgr., Emp. Fr. 19 (99 f.) und Gal. Theriac. 16 (XIV 277–279 K.).

[4] Zu Rufus' Zeit ist Soranos von Ephesos der Hauptvertreter dieser αἵρεσις.

andersetzungen um diesen Begriff kann man wohl nicht umhin, in dem Abschnitt §§ 46–49 Rufus' Beitrag zu dieser Diskussion zu sehen. Es ist eine äußerst sachliche Darstellung des dogmatischen Standpunktes; scharfe polemische Spitzen fehlen im Unterschied zu Galen.

Die Krankheit hat den antiken Ärzten große Schwierigkeiten bereitet. Gewiß gibt es seit dem 1. Jh. v. Chr. zahlreiche Rezepte für Gegenmittel, von denen uns mehrere bei Galen und den späteren Kompilatoren erhalten sind, aber offenbar war der Therapie nicht immer Erfolg beschieden. Jedenfalls hören wir mehrfach Klagen, daß die Krankheit stets tödlich ausgehe.[1] Doch trifft das nur für das Spätstadium, die eigentliche Hydrophobie, zu. Wird der Biß von Anfang an richtig behandelt, so ist die Aussicht auf endgültige Heilung ziemlich groß. Entsprechend ist der Abschnitt bei Philumenos 1,4 (5,8–10 Wellm.) zu verstehen. Philumenos berichtet, es seien nur ganz wenige Fälle bekannt, in denen jemand die Krankheit überlebt habe, er selbst aber habe viele gerettet und wisse dasselbe auch von anderen Ärzten, freilich πρὸ τῆς καταπείρας αὐτοῦ (sc. τοῦ ὑδροφοβικοῦ πάθους).

Nun einige Bemerkungen zu der Darstellung, die Rufus von der Krankheit und ihrer Behandlung gibt. Im ersten Teil werden nur Bisse, die von Hunden verursacht wurden, berücksichtigt. Geringen Umfang beanspruchen die Ausführungen zu den „einfachen" Bissen. Die Absicht der Therapie ist, die Wunde möglichst schnell zur Heilung zu bringen.[2] Im anderen Falle kommt es darauf an, die Verletzung lange offen zu halten (τήρησις τοῦ ἕλκους εἰς πολύ, 40,7f.) und dafür zu sorgen, daß die Giftstoffe vollständig aus dem Körper entfernt werden. Das geschieht durch Ausbrennen der Wunde selbst dann, wenn die Verletzung ganz winzig sein sollte. Der Zusatz verdeutlicht, wie sehr es Rufus darauf ankommt, vor Leichtfertigkeit angesichts einer kleinen Wunde zu warnen. Man wird annehmen dürfen, daß gerade die scheinbare Geringfügigkeit des Bisses häufig Ursache für falsche Therapie und nachfolgenden Tod des Patienten gewesen ist.

Nun zu den Bestandteilen der Medikamente[3]:

ἀψίνθιον (Diosc. III 23 = II 30f. Wellm.; Fraas 207): Es handelt sich um Artemisia Apsinthium, den Wermut, dem besonders

[1] So z. B. von Apollonios von Pergamon bei Orib. Synops. VIII 12 (V 252,2 – 5 R.). Zu seiner Datierung vgl. Wellmann, Apollonios 104, RE II 150.

[2] Das läßt sich auch in den Rezepten erkennen, die Orib. Eunap. III 71 (V 432 R.) und Paul. Aeg. V 4 (II 11 Heib.), z. T. aus Philumenos, mitteilen. Der Essigschwamm findet fast immer Anwendung.

[3] Das notwendige Parallelenmaterial liefert Dioskurides De materia medica. Bei der Identifizierung der aufgezählten Pflanzen habe ich mich auf Fraas verlassen. Weiteres Material findet sich bei H. O. Lenz, Botanik der alten Griechen und Römer, Gotha 1859; E. v. Halácsy, Conspectus Florae Grae-

verdauungsfördernde und abführende Wirkung zugeschrieben wird (vgl. Archigen. ap. Aet. Amid. V 84 [II 65,7–10 Ol.] = Ruf. Fr. 68 [349,5–8 D. R.]).

ἀριστολοχία (Diosc. III 4 = II 6–8 Wellm.; Fraas 267): Unter den in Frage kommenden Aristolochia-Arten ist ἀ. μακρά (Aristolochia parvifolia) am wahrscheinlichsten, die auch gegen Schlangenbisse in Anwendung kam[1], weil man ihr krampflösende Eigenschaften zuschrieb.

λύκιον (Diosc. I 100 = I 91f. Wellm.; Fraas 93): Wahrscheinlich handelt es sich um Rhamnus infectorius. Der Saft dieses Gewächses fand als Augensalbe Verwendung.[2] Sonst galt λύκιον auch als ein Mittel gegen Verdauungsstörungen und als Gegenmittel bei Hundebissen.

καρκίνοι ποτάμιοι (Diosc. II 10 = I 125 Wellm.): Flußkrebse bilden einen unentbehrlichen Bestandteil aller Mittel gegen Hundebiß. Die Krebse wurden verbrannt oder geröstet und pulverisiert (vgl. Gal. Simpl. medicam. XI 34 [XII 356f. K.]; dort wird die therapeutische Methode des Empirikers Aischrion beschrieben).

σκόρδιον (Diosc. III 111 = II 122f. Wellm.; Fraas 172): Es handelt sich um Teucrium scordium, den Knoblauch-Gamander, der als Gegengift im Falle von Tierbissen galt.

πετροσέλινον (Diosc. III 66 = II 77 Wellm.; Fraas 447): Apium petroselinum, Petersilie, über deren spezielle Wirkung wir nichts erfahren, wurde anderen Mitteln zugesetzt.

γεντιανὴ ῥίζα (Diosc. III 3 = II 4–6 Wellm.; Fraas 160): Gemeint ist Gentiana lutea, der gelbe Enzian. Über die Wirkung der Wurzel, die in fast allen Rezepten dieser Art auftritt, sagt Dioskurides (II 5,11f. Wellm.): βοηθεῖ . . . θηριοδήκτοις ποτιζομένη . . .

Die Bestandteile dieses Gegenmittels sollen offenbar, soweit sie abführend wirken, den Körper möglichst schnell von den Giftstoffen befreien. Um ein Rezept im eigentlichen Sinne handelt es sich nicht, denn es fehlen alle Mengenangaben. Rufus gibt lediglich einen Katalog möglicher Bestandteile. Bei den reichlich überlieferten Rezepten dieser Art werden gewöhnlich nur einige der hier aufgezählten Zutaten miteinander gemischt. Krebse und Enzianwurzel sind immer dabei. Sie bilden den Kern des Mittels, wie auch Galen (Simpl. medicam.

cae, Leipzig 1901—1908. – Vgl. auch folgende RE-Artikel: P. Wagler, Beifuß, 3 (1897) 195f.; M. Schuster, Wermut, 8 A (1958) 1553–58; Stadler, Gentiana, 7 (1910) 1201—03; Gossen-Steier, Krebs, 11 (1922) 1668f.

[1] Vgl. Cic. De div. I 16 mit Komm. von Pease. Die genaue Bestimmung der Pflanzenart stößt offensichtlich auf Schwierigkeiten. Vgl. auch Berendes 622.

[2] In diesen Zusammenhang gehören wohl die Salbentöpfe mit der Aufschrift Ἡρακλεί⟨δ⟩ου λύκ⟨ι⟩ον bzw. Ἰάσονος λύκιον, IG XIV 2406, 1 und 2.

XI 34 = XII 356 f. K.) betont.[1] Entsprechend ist die Zusammensetzung der Rezepte bei Diosc. Simpl. medicam. II 120 (III 299f. Wellm.), wo neben Flußkrebsen und Enzianwurzel auch Aristolochia und Gamander verwendet werden.

Rufus verfolgt bei seiner ausführlichen Aufzählung offenbar nur die Absicht, den Unterschied in der Therapie bei den beiden Arten von Hundebissen herauszustellen. Die eigentliche Mischung des Gegenmittels war Angelegenheit des behandelnden Arztes und somit individuell verschieden. Die zusätzliche Anwendung von Nieswurz (gemeint ist ἐλλέβορος λευκός) ist auch sonst bekannt. Rufus führt in seiner Abhandlung περὶ καθαρτηρίων diese Wirkung auf λυσσόδηκτοι ausdrücklich an (Ruf. ap. Orib. Coll. med. VII 26,177 = I 243,1–3 R.: ἁρμόζει δὲ [sc. ὁ λευκὸς ἐλλέβορος] . . . καὶ τοῖς δεδοικόσι τὸ ὕδωρ, ὅταν τε ἤδη δεδοίκωσι, καὶ ὥστε μεταξὺ πιόντας μηκέτι δεῖσαι.). Weitere Belege gibt Cael. Aurel. Ac. m. III 16, 134 f.

§§ 47/49

Den Abschnitt über die λυσσόδηκτοι beschließt eine Krankengeschichte, die Rufus in seiner Praxis selbst erlebt hat, wie Einleitung und Schluß beweisen.[2] Der Fall ist nicht vollständig erklärbar. Die Vorgeschichte, Erkrankung und Tod des Mannes, wird sehr knapp dargestellt, da es sich ja um einen „normalen" Verlauf der Krankheit handelt.[3] Ohne Parallele dagegen ist die Art der Übertragung des Leidens auf die Frau des Patienten.

ἐκβαλεῖν τὸ ἔμβρυον ist eine Methode, zu der sich die Ärzte der Antike nur sehr selten äußern. Der hippokratische Eid (3 = 4,16 f. Heib.) schreibt ja ausdrücklich vor, niemals das keimende Leben zu töten (ὁμοίως δὲ οὐδὲ γυναικὶ πεσσὸν φθόριον δώσω.). Diese Verpflichtung sollte gewöhnlich nur dann durchbrochen werden, wenn Gefahr für das Leben der Mutter bestand. Dafür kann eine berühmte Stelle bei Soranos als Beleg dienen (Gynaec. I 60,2–4 = 45,8–18 Ilb.). Dort werden zwei grundsätzlich verschiedene Auffassungen dieser Stelle des Eides angeführt: Manche Ärzte berufen sich auf Hippokrates und lehnen es ab, derartige Eingriffe überhaupt vorzunehmen, andere, zu

[1] Von dort stammt ein Teil der Rezepte, die bei Aet. Amid. II 175 (I 217 Ol.) und Paul. Aeg. VII 3 (II 221,2–8 Heib.) mitgeteilt werden. Galen gibt (XII 358 K.) die Erklärung seines Lehrers Pelops für die Wirkung der Krebse an.

[2] οἶδα γοῦν τινα kehrt öfter formelhaft bei Rufus wieder: Ruf. ap. Alex. Trall. XI 2 (II 485,6 P.) = Fr. 96,7 (414,3 D. R.); ap. Aet. Amid. VI 23 (II 161,11 Ol.) = Fr. 75,11 (365,9 f. D. R.); ap. Orib. Coll. med. XLV 30,52 (III 195,21 f. R.).

[3] ἐν οὐδενὶ ⟨δὲ⟩ λόγῳ θέμενον wie § 29 ἐν οὐδενὶ θέμενος. δέ erfordert die Konstruktion des Satzes.

denen auch Soranos selbst gehört, nehmen sie nur vor, wenn sonst das Leben der Mutter in Frage gestellt werden würde.[1]

Entsprechend sparsamen Gebrauch von dieser radikalen Methode dürfte auch Rufus gemacht haben. Jedenfalls spricht sein Berufsethos, soweit es aus seinen Schriften kenntlich ist, entschieden dafür. Im vorliegenden Fall ist er offensichtlich davon überzeugt, das Leben seiner Patientin nur auf diese Weise retten zu können. Leider erfahren wir nichts über die der Therapie zugrunde liegende Anschauung. Die reichlich dunkle Stelle Hipp. Epid. II 2,13 (V 90 L.) läßt keine Schlüsse zu.

Die Art und Weise, wie die Krankengeschichte berichtet wird, ist nicht uncharakteristisch für Rufus. Nur die wichtigsten Tatsachen werden überhaupt mitgeteilt. Am Rande erfährt der Leser von der Rettung der Frau. Kein Wort des Stolzes über die erfolgreiche Behandlung fällt. Entsprechendes läßt sich auch in der Geschichte des Samiers (§§ 57/58) zeigen.

## 11. KAPITEL

## Kriegsverletzungen (§§ 50—62)

Das Kapitel ist deutlich in zwei Abschnitte gegliedert: Zuerst ist von Verwundungen allgemeiner Natur die Rede, dann folgen speziell die Kopfverletzungen, die immer schon gesondert behandelt wurden (bereits bei Hippokrates und noch bei Paulos von Aigina).

Nur zwei vergleichbare Abschnitte sind aus der antiken Medizin erhalten: Celsus VII 5 und Paul. Aeg. VI 88–90. Aber die drei Darstellungen sind unabhängig voneinander.[2] Rufus vernachlässigt chirurgische Fragen fast völlig und war deshalb für Paulos nicht interessant (Besonders deutlich zeigt sich das § 58, wo die eigentliche Behandlung des Samiers übergangen wird.). Wenn also im folgenden auf „Parallelen“

[1] Wahrscheinlich wendeten auch die alexandrinischen Ärzte das von ihnen für diesen Eingriff konstruierte Instrument, über das sich Tertullian (De anima 25; vgl. Diels, Dox. Gr. 206,2) so sehr empört, vorwiegend in solchen Fällen an. Im täglichen Leben freilich scheint die Abtreibung eine große Rolle gespielt zu haben, teilweise wenigstens auch unter Beihilfe von Seiten der Ärzte. Vgl. J. Ilberg, Zur gynäkologischen Ethik der Griechen, Arch. f. Religionswissenschaft 13, 1910, 1 ff.; R. Hähnel, Der künstliche Abortus im Altertum, Sudh. Archiv 29, 1937, 228 ff.; P. Diepgen, Die Frauenheilkunde der Alten Welt, in: Handbuch der Gynäkologie XII 1, München 1937, 297 ff.

[2] Vgl. Ilberg, Rufus 14,3.

bei Celsus oder Paulos verwiesen wird, so bedeutet das lediglich, daß allgemeine Berührungspunkte vorliegen, die sachlich bedingt sind.

Gerade bei Verletzungen dieser Art ist die Befragung des Patienten, sofern er nur irgendwie in der Lage ist, Auskunft zu geben, seit altersher üblich. Hippokrates weist in De capit. vuln. mehrfach darauf hin.[1] Die Gründe dafür liegen auf der Hand: Einerseits kann der Arzt in den wenigsten Fällen aufgrund des Befundes der Wunde alle Einzelheiten der Verletzung rekonstruieren, die für die Behandlung von Bedeutung sind. Andererseits brauchen Ähnlichkeiten im Befund mit schon früher behandelten Verletzungen nicht unbedingt auch für eine genau gleichartige Verwundung zu sprechen.

§§ 50/51

Rufus unterscheidet zunächst zwei Fälle:

1. Das Geschoß ragt noch aus der Wunde hervor und ist sichtbar, oder es ist nur unter der Haut verborgen und kann durch Betasten lokalisiert werden.

2. Das Geschoß steckt im Körper.[2]

Nur im zweiten Falle ist die Befragung notwendig. Zur Sicherheit wird den Soldaten sogar empfohlen, Geschosse in der Wunde zu belassen, damit der Arzt beim Entfernen[3] die Gewißheit habe, daß nichts zurückgeblieben sei.[4]

§§ 52/54

Der erste Teil schließt mit der Erwähnung eines Sonderfalles: dem Gebrauch vergifteter Geschosse. Seit der ältesten Zeit (vgl. Hom. α 261) waren solche Waffen in vielen Gegenden üblich. Teils wurden sie zur Jagd verwendet[5], teils aber auch im Kriege.[6] Auffällig bleibt in Rufus' Darstellung der ziemlich große Raum, den die Behandlung der vergifteten Geschosse einnimmt. Man wird daraus schließen dürfen, daß Rufus selbst mit derartigen Fällen öfter zu tun gehabt und daher ein

[1] Z. B. 2 (II 11,11 f. Kw. = III 214,3 f. L.); 11 (II 14,14 f. Kw. = III 220,14 L.); 14 (II 20,10 f. Kw. = III 238.10 f. L.).

[2] Das illustriert z. B. die Krankengeschichte Hipp. Epid. V 46 (V 234 L.).

[3] κομίζεσθαι in dieser Bedeutung scheint ein Terminus der Chirurgie zu sein (statt ἐξέλκειν). Mir sind noch folgende Belege bekannt: Ruf. Ren. Ves. 9,2 (43,7 D. R.); Gal. Anat. admin. VII 13 (II 632,10 K.); Paul. Aeg. VI 88,4 (II 132,1 Heib.).

[4] ἐγκαταλειφθέν dürfte syntaktisch sehr hart sein. Ich lese -φθείη. Es ist nicht ausgeschlossen, daß danach ἐν gestanden hat.

[5] Vgl. Gal. Theriac. 10 (XIV 244 f. K.).

[6] Eine Übersicht über die Stellen, wo vergiftete Geschosse genannt werden, bei H. Schöne, Aus d. ant. Kriegschirurgie, Bonn. Jb. 118, 1909, 7,3.

naheliegendes Interesse daran gehabt hat, diesen heimtückischen Verletzungen beizukommen. Die entsprechende Partie bei Celsus ist verschwindend kurz gegenüber den langen Ausführungen zu den einfachen Geschossen.

§ 55

Der gesamte zweite Teil setzt zu seinem Verständnis die hippokratische Schrift über die Kopfverletzungen voraus.

Nach ὧδε (42,9) erwartet man eine ausführliche Beschreibung der Fragemethode bei Kopfverletzungen. Aber Rufus bringt erst die Geschichte des Mannes aus Samos, so daß ὧδε auf §§ 59/62 zu beziehen ist.

§ 56

Bei den gefährlichen Knochenverletzungen sind zwei Arten zu unterscheiden, wie τοῖς δέ (42,13) beweist. Entweder ist die Kopfhaut verletzt, ohne daß man jeweils sehen könnte, ob auch der Knochen darunter beschädigt ist (das zeigen erst die Symptome der Folgeerkrankung), oder die Haut ist nicht einmal verletzt, während der Knochen eingedrückt ist. Das tritt bei Schlägen mit stumpfen Gegenständen bisweilen auf, wie die Krankengeschichte beweisen soll. Kompliziert wird die Diagnose noch dadurch, daß der Knochenriß manchmal nicht dort auftritt, wo auch die Haut verletzt ist (vgl. ἢ ἑτέρω⟨θι⟩ 42,13).[1]

§§ 57/58

Die Einordnung und Erklärung des samischen Festes bereitet Schwierigkeiten, weil es uns an Nebenüberlieferung fehlt.

Nun sind uns aus anderen griechischen Orten eine Reihe von Festen bekannt, bei denen rituelle Scheinkämpfe, darunter auch Steinwürfe, eine Rolle gespielt haben. Man bringt sie z. T. mit alten Fruchtbarkeitsriten in Verbindung.[2] Für ein solches Fest in Troizen scheint das recht plausibel zu sein[3]; es handelt sich dort um die Λιθοβόλια, die ihren Namen offenbar von dem Kampf selbst erhalten haben. In Eleusis gab es ein ähnliches Fest, das den Namen Βαλλητύς trug; weitere Einzelheiten darüber sind aber nicht bekannt.[4] Vor allem herrscht Unklarheit

[1] Zu den Arten möglicher Schädelverletzungen vgl. VC 4ff.

[2] Vgl. Nilsson, GF 414.

[3] Pausan. II 32,2. Vgl. Nilsson GF 414f. Usener, Göttern. 130, hält den Vorgang für einen Reinigungsritus.

[4] Athen. IX 406 D; Hesych. s. v. βαλλητύς. Vgl. Deubner AF 69; Kern, RE II 2830f.; H. Paessens, Das Verhältnis von βαλλίζω, βάλλω und ballare, Rh. Mus. 90, 1941, 155; zur Wortbildung vgl. P. Chantraine, La formation des noms en grec ancien, Paris 1933, 291.

darüber, mit welchen Gegenständen eigentlich geworfen wurde. Man wird aber sagen dürfen, daß bei solchen alten Riten „urtümliche“ Waffen sicher moderneren vorgezogen wurden.

Rituelle Kämpfe gab es auch bei den nicht weiter erklärbaren Καταγώγια in Ephesos[1] und in Antiocheia bei einem anderen Fest.[2] Aber schon diese Parallelen bieten einer genauen Erklärung Schwierigkeiten. Es läßt sich lediglich vermuten, daß in den genannten Fällen vergleichbare Feste vorliegen, bei denen die Kämpfenden versuchten, ihre „Gegner“ zu besiegen, nach Möglichkeit aber nicht ernsthaft zu verletzen.[3]

Das Beispiel veranschaulicht sehr schön, wie sich Rufus das Zusammenwirken von ärztlicher Erfahrung und Auskunft seitens des Laien vorstellt, so, wie er es in den vorausgehenden Partien immer wieder gefordert hatte. Ein selbst erlebter Fall erbringt den Nachweis für die Berechtigung und Notwendigkeit der Anamnesetechnik.[4] Daß es Rufus nur auf die Diagnose ankommt, erweist der Rest der Krankengeschichte: Die eigentliche Leistung, der chirurgische Eingriff nämlich und die Heilung des Patienten, nimmt nur wenig Raum ein. Die Wundbehandlung bis zur Genesung wird mit einem kurzen Satz abgetan: καὶ τὸ λοιπὸν ἰώμεθα ὥσπερ τὰ κεφαλόκλαστα (42,24).[5]

Genauere Beschreibungen der Operation und der anschließenden Wundbehandlung werden VC 13ff. gegeben. Der große Einschnitt der Kopfhaut ist einfach technisch ratsam, solange die Verletzung des Knochens noch nicht lokalisiert ist (vgl. VC 14 [II 18,17–19,1 Kw. = III 234,12–15 L.]).

§ 59

Jetzt endlich werden spezielle Fragen genannt, wie sie bereits § 55 durch ὧδε angekündigt waren, aber zurückgestellt wurden, weil Rufus die Krankengeschichte einfügte. Während in der hippokratischen Schrift hauptsächlich die Arten der möglichen Verwundungen interessieren, kaum dagegen die Geschosse, durch die sie verursacht

[1] Nilsson GF 416f. Vgl. Usener, Heil. Handl. 307.

[2] Nilsson GF 417; Usener, Heil. Handl. 306.

[3] Ausschreitungen lagen natürlich nahe; vgl. die Belege bei Nilsson und Usener.

[4] Das Fragewort nach ἠρόμην ist ausgefallen. Daremberg ergänzt εἰ, aber bei Rufus' Vorliebe für μή im Sinne von εἰ μή wäre auch das nicht ausgeschlossen, zumal die Buchstabenfolge in ἠρόμην vorausgeht.

[5] κεφαλόκλαστα ist nur hier belegt, aber korrekt gebildet. Zum gleichen Stamm gehört ein nicht weiter bekanntes chirurgisches Instrument κεφαλοκλάστης (vgl. H. Schöne, Zwei Listen chirurg. Instrum., Hermes 38, 1903, 284), das im Cod. Paris. Lat. 11219 erwähnt wird. Theophrast (Hist. plant. IX 20,4) verwendet entsprechend das ebenso seltene κεφαλόθλαστα.

werden[1], widmet Rufus den Voraussetzungen solcher Verletzungen einen längeren Abschnitt.[2] Wie wichtig das später genommen wurde, beweist die lange Liste von Geschoßarten, die Paul. Aeg. VI 88 (II 129f. Heib.)[3] gibt, wo neben den von Rufus genannten Kategorien noch ἀριθμός, σχέσις und δύναμις (vergiftet oder nicht, vgl. § 54) erscheinen.

§ 60

Der Abschnitt, der sachlich klar ist, enthält sprachlich einiges Bemerkenswerte:
προθυμία εἰς (vgl. 46,7) ist eine seltene Verbindung.
παλιμβληθέν (Querschläger) ist nur hier belegt.
διάφορον ist wohl zu halten (vgl. Thuc. IV 3,3; Plat. Legg. 779b).
ἐξάραγμα wurde in einer verlorenen Schrift des C. H. gebraucht, wie der einzige weitere Beleg (Gal. Gloss. Hipp. XIX 98 K.) beweist: ἐξάραγμα· σύντριμμα.

§ 62

Rufus verweist auf die Symptome, die er § 55 beschrieben hat. Das ist nicht uninteressant für die Art, wie das Kapitel angelegt ist. Die Krankengeschichte, die sachlich durchaus am rechten Platze steht, hat die Vorwegnahme einiger Punkte, nämlich der Symptome bei äußerlich unsichtbaren Knochenbrüchen, notwendig gemacht, die eigentlich erst am Schluß des Kapitels behandelt werden sollten. Dadurch wird die „rekonstruierende" Reihenfolge der Fragen (1. Art des Geschosses, 2. Art des Schusses oder Schlages, 3. Art der Verletzung und Symptome der Folgeerkrankung) gestört.

Am bemerkenswertesten ist in diesem Kapitel ohne Zweifel die Krankengeschichte. Rufus hätte sich bei dieser Gelegenheit ausführlich seiner Fähigkeiten rühmen können, aber er tut es genau so wenig

Lediglich c. 11 (II 12–14 Kw. — III 214–220 L.) werden Geschoßtypen auch unter den hier erscheinenden Gesichtspunkten kurz erwähnt.

[2] Der Wechsel des Numerus (ῥήσσουσι — τιτρώσκει 42,28) wird so zu erklären sein, daß die Vielzahl der im ersten Teil des Satzes aufgeführten Fälle den Plural bedingt, während im zweiten Teil nur von einer Gruppe die Rede ist und deshalb der Sing. des Verbs steht. Vgl. K.-G., Gr. Gr. I 65b, besonders das dort genannte Beispiel Xen. Oec. XIII 6–8.

[3] Die Quelle des Abschnittes ist nicht bekannt. Man könnte vielleicht an Galens verlorenen Kommentar zu Hipp. VC denken (bezeugt Gal. De libr. propr. 6 = 112,16 Mueller). H. Schöne, Bonn. Jb. 118, 1909, 8ff. und Gnom. 3, 1927, 130 möchte das Hippokrateszitat bei Paulos (II 131,6–10 Heib.) auf die verlorene Schrift περὶ βελῶν ἐξαιρέσεως beziehen (gegen Heiberg). Das ist nicht ausgeschlossen. Aber Paulos dürfte die Stelle bereits in seiner Vorlage zitiert gefunden haben.

wie in den früheren Abschnitten. Gewiß soll der Fall des Samiers seine bisher vorgetragene Meinung über die Befragung des Kranken oder seiner Angehörigen erhärten, aber das merkt man erst bei näherem Zusehen. Vollends fehlt jegliches Eigenlob über die richtige Diagnose und die Durchführung der Operation. Mit dem nüchternen Satz τοῦτο μὲν δὴ οὕτως ἔσχε (42,25) geht er schnell zu anderen Dingen über, als sei es ihm peinlich, die Geschichte überhaupt eingefügt zu haben.[1]

## 12. KAPITEL

### Geographische und ethnographische Besonderheiten (§§ 63—71)

§ 63

In erster Linie interessieren die Trinkwasserverhältnisse anderer Gegenden. Dieser Gesichtspunkt nimmt in gewisser Weise schon Teile des 13. Kapitels vorweg, weil ja auch der Autor De aere dem Wasser große Bedeutung für die Formung der Bewohner eines Landstriches zuschreibt.

Der Fragenbereich gehört in das Gebiet der Diätetik, wo ihm gewöhnlich ein großer Platz eingeräumt wird.[2] Rufus hat ein umfangreiches Werk περὶ διαίτης in 5 Büchern (nach Suda s. v. Ῥοῦφος) verfaßt, dessen 2. Buch sich mit den Getränken beschäftigte. Dementsprechend trägt es auch bisweilen den Untertitel περὶ πομάτων (Orib. Coll. med. V 3 = I 117,6 R.).

Bei den Wasserarten interessiert zunächst ihre Beschaffenheit, die eng mit ihrer Herkunft zusammenhängt[3], eine Frage, die ganz im Sinne von De aere gedacht ist.[4] Das meiste Gewicht mißt Rufus aber

[1] Sehr treffend sagt Ilberg, Rufus 15,1: „Das wird in aller Einfachheit berichtet wie selbstverständlich; mit welchem Wortschwall würde Galen damit renommiert haben!"

[2] Vgl. Sim.-App. zu Orib. Coll. med. V 1–5 (I 111–121 R.).

[3] In dem Exzerpt Π. πομάτων, Orib. Coll. med. V 3 (I 117 f. R.), werden die verschiedenen Arten des Wassers aufgezählt und charakterisiert. Rufus unterscheidet 1. στάσιμα (Brunnenwasser), 2. ἀπόρρυτα (Flußwasser), 3. ἐκ λίμνης, sonst auch ἑλῶδη genannt (stehendes oder Sumpfwasser), 4. ὄμβρια (Regenwasser mit unterschiedlichen Qualitäten je nach Jahreszeit), 5. ἀπὸ χιόνων καὶ κρυστάλλων (Schmelzwasser), 6. πηγαῖα (Quellwasser, landschaftlich verschieden). Im Prinzip geht diese Gliederung auf die hippokratische Schrift zurück.

[4] Vgl. dazu Diller, Wanderarzt 7ff.; Ders., Aer. 145, wo die Parallelstellen gesammelt sind.

den ἐξαίρετοι δυνάμεις bei (Man beachte den kunstvoll gebauten Satz 44,7–12). Es folgen 5 Beispiele für Wasser mit ungewöhnlichen, schädlichen Eigenschaften. Eine vollständigere Liste dieser Erscheinungen steht bei Orib. Coll. med. V 3 (I 120,4–25 R.). Reihenfolge und Formulierung weichen an den beiden Stellen leicht voneinander ab. Wahrscheinlich wird ihr Verhältnis zueinander so sein, daß in den ἐρωτήματα nur ein Auszug aus dem umfangreicheren Material von περὶ διαίτης II geboten wird, weil der „Querschnitt-Charakter" der Schrift ein ausführlicheres Eingehen auf diese Fragen nicht zuließ.

Die einzelnen Beispiele[1] entstammen der Thaumasienliteratur, die seit hellenistischer Zeit kräftige Blüten treibt. Entsprechend lassen sich unsere Beispiele zum größten Teil in die Thaumasiensammlung des Kallimachos zurückverfolgen, der sie aus der älteren Literatur, vor allem den Historikern des 5. und 4. Jhs. v. Chr., zusammentrug. Von dort aus wurden sie weiter übernommen und finden sich bei Antigonos, Sotion und Athenaios einerseits und bei Ovid, Vitruv, Seneca und Plinius andererseits (vgl. Sim.-App.). Es handelt sich also um bequem zugängliche Dinge, die Rufus aus irgendeinem Sammelwerke entnehmen konnte, ohne daß man noch mit Sicherheit entscheiden könnte, welches es war.[2] Lediglich zu der Angabe, die Quelle Arethusa in Chalkis verursache Podagra, läßt sich keine überzeugende Parallele finden. Die Pliniusnotiz über derartiges Wasser in Troizen (Nat. hist. XXX 11) hat nichts mit unserer Stelle zu tun.

§ 64

Voraussetzung ist für Rufus als Anhänger der dogmatischen Lehre wieder, daß man eine allgemeine Vorstellung von der Beschaffenheit solcher Dinge hat. Es gibt ein festes Gerüst, von dem er ausgehen kann, das freilich von Fall zu Fall der Korrektur bedarf. Neben den Aussagen der Einheimischen kann sich der Arzt auch des eigenen Experiments bedienen, das natürlich nicht überall durchzuführen ist, schon gar nicht bei der eigentlichen Krankenbehandlung. Für jeden, der die

[1] Ilberg, Rufus 15,2, hat bereits darauf hingewiesen, daß Λιγυστικῷ (Orib. a. O. 120,20 R.) nicht richtig sein kann. Dagegen sprechen Arist. Meteor. 359b17; Ovid. Met. XV 329ff. (zit. b. Sen. Quaest. nat. III 20); Vitr. VIII 3,17; Plin. Nat. hist. II 231. Bei Orib. dürfte mit Daremberg Λυγκήσταις zu lesen sein, wie auch Theopomp (FGrHist 115 F 278b; c; e) beweist. Hier dagegen (44,15) ist τῇ Λυγκηστίδι die wahrscheinlichere Form.
Bei Orib. a. O. 120,21 ist ἐν Κλειτορίῳ der Überlieferung zufolge zu lesen. Bei Rufus sollte man dagegen (nach dem Zeugnis von Polyb. IV 18; Strab. VIII 388; Sot. Flum. 24; Vitr. VIII 3,21; Athen. II 19) das überlieferte ἐγκλήτορι mit leichter Korrektur zu ἐν Κλείτορι auflösen.

[2] Zur Frage der Quellenanalyse und der dabei auftretenden Schwierigkeiten vgl. Wellm., Med. II 358ff. und Öhler 15,2.

Anweisungen von De aere wörtlich nahm, mußte die Behauptung, auch epidemische Krankheiten könnten einem Arzt ohne Befragung nicht bekannt sein (44,19–21), nach „Ketzerei" klingen. Diese Stellen im 12. Kapitel machen für Rufus die Apologie am Schluß des Werkes notwendig.

§§ 65/69

Rufus hat mit Sicherheit eine oder mehrere Reisen nach Ägypten gemacht, von denen er bisweilen, ohne aufdringlich mit seinen Erfahrungen zu prahlen, berichtet, wenn der Zusammenhang es nahelegt.[1] Hier liefert er eine nahezu mustergültige Beschreibung einer auch heute noch in den Tropen verbreiteten Krankheit, der Dracunculose, die er selbst an zwei Fällen in Ägypten studieren konnte.[2]

Als Verbreitungsgebiet des Leidens gibt Rufus „Arabien" an. Man muß sich aber darüber klar sein, daß das nur eine ungefähre Ortsangabe bedeutet. Der Name bezeichnet das Gebiet des heutigen Arabien, aber ebenso die angrenzenden Gebiete, vor allem die Gegend zwischen Syrien und Mesopotamien.[3] Daher gibt auch das Ethnikon Ἀράβιος in unserem Text keine Hilfe für die Lokalisierung und Erklärung des Wortes ὄφις, von dem Rufus behauptet, es sei die arabische Bezeichnung der Krankheit und bedeute „Sehne", „Nerv" (νεῦρον). Die exakte Beschreibung des Parasiten und seiner Lebensweise ermöglicht aber die Identifizierung mit Dracunculus medinensis, dem Medina- oder Guineawurm. Der übliche griechische Name dafür war δρακόντιον. Die Griechen haben seine Bekanntschaft erst bei den Zügen Alexanders d. Gr. gemacht, wie die Notiz bei Plutarch (Quaest. conv. VIII 9,3, 773b, aus Agatharchides) nahelegt. Weitere Beschreibungen finden sich bei [Gal.] Introd. 19 (XIV 790 K.); Defin. med. 437 (XIX 449 K.); Gal. Loc. affect. VI 3 (VIII 392f. K.). Die ausführlichste Beschreibung und Therapie gibt Paul. Aeg. IV 58 (I 387f. Heib.). Rufus' Erfahrungen und Beobachtungen werden von modernen Darstellungen weitgehend bestätigt.

Das Vorkommen des Parasiten vor allem in den Beinpartien, aber auch an anderen Stellen des Körpers, entspricht den Tatsachen, weil der Medinawurm die Teile aufsucht, die am häufigsten mit Wasser in

[1] Die Stellen sind in dem biographischen Abschnitt zusammengestellt bei Ilberg, Rufus 2f.

[2] Vgl. an modernen medizinischen Darstellungen zu dem Thema etwa E. Nauck, Lehrbuch d. Tropenkrankheiten, Stuttgart 1956, 104ff.; G. Piekarski, Lehrbuch der Parasitologie, Berl.-Gött.-Heidelb. 1954, 440ff.; R. Müller, Mikrobiologie, München-Berlin 1950⁴, §§ 691ff.; dort weitere Literatur (freundlicher Hinweis von Herrn Prof. G. Gruber).

[3] Vgl. Steph. Byz. s. v. Ἀραβία.

Berührung kommen. Die Angabe, bei der sich Rufus auf eigene Erfahrung berufen kann, der Befallene verspüre Schmerzen, sooft der Wurm „nach außen hervorkommen wolle“[1], entspricht der Wahrheit. Fieber ist damit nicht notwendig verbunden. Die Beobachtung, daß die Krankheit mit dem Trinkwasser zusammenhängt, wurde in der Moderne bestätigt; im Altertum geriet sie aber offenbar wieder in Vergessenheit.[2]

Mit diesem Beispiel hat Rufus die Vorzüge seiner Methode ohne Zweifel recht überzeugend dargelegt. Eine derartige Krankheit ist in gewisser Weise einmalig. Man kann von ihr als Ausländer nichts wissen, wenn man nicht die Einheimischen befragt. Zugleich ergibt sich ein zweites Mal eine Bestätigung dafür daß gerade dem Wasser mancher Gegenden vitia innewohnen, die ein Arzt kennen muß. Sonst könnte er einen Patienten in neue, ungeahnte Gefahren stürzen, wenn er ihm ohne genaue Kenntnis von solchem Wasser zu trinken verordnete. Der Zusammenhang zwischen Gegend und epidemischer Krankheit, der im Prinzip den Anschauungen von De aere entspricht, liefert Rufus hier die Möglichkeit, seine eigene Methode gegen die des Hippokrates zu stellen. Etwas vereinfachend und stark übertreibend ließe sich sagen, Rufus benutze die hippokratische Lehre, um eben diese Lehre für unzureichend zu erklären.

§ 70

Bei der Beschäftigung mit spezifischen diätetischen und therapeutischen Besonderheiten einzelner Gegenden hat der Arzt bisweilen Gelegenheit, Einblicke in ausländische epidemische Krankheiten zu gewinnen.[3] Rufus greift aus solchen βοηθήματα einige Beispiele heraus. Das erste stammt bezeichnenderweise wieder aus Ägypten: Es sind die συρμαϊσμοί, Entschlackungskuren des Körpers, von denen bereits Herodot berichtet (II 77,2). Aus seiner Mitteilung geht hervor, daß zu der allgemeinen Körperentleerung sowohl Erbrechen als auch κλύσματα

[1] So und nicht anders ist προκύπτειν aufzufassen, wie [Gal.] Introd. 19 (XIV 790,19 K.) lehrt. Darembergs Übersetzung (lorsque le malade devait se pencher [hors du lit?]) ist völlig absurd.

[2] Paulos von Aigina, der die Möglichkeiten der Behandlung aufzählt, berichtet von der Methode der Eingeborenen, den Parasiten durch allmähliches Aufwickeln zu entfernen, wobei der Wurm aber meistens abreiße und gefährliche Entzündungen verursache. Diese Art der Bekämpfung hat sich bis in neueste Zeit gehalten. Paulos beschreibt auch die operative Entfernung. Durch ihn wissen wir ferner, daß Soranos das δρακόντιον für eine Sehnenentzündung hielt.

[3] προθυμεῖσθαι εἰς mit substantiv. Inf. wäre eine sehr ungewöhnliche Ausdrucksweise. Ich lese πρόθυμος ⟨εἴης⟩ εἰς τὸ . . . Diese Verbindung ist z. B. Xen. Cyr. I 4,22 belegt.

gehörten, daß also συρμαϊσμός der Oberbegriff ist. Rufus gebraucht alle drei Begriffe nebeneinander. Das kann er mit einer gewissen Berechtigung tun, weil der Ausdruck συρμαϊσμός in der griechischen Medizin auch Bezeichnung für eine Entleerung ist, deren Grundlage Rettiche sind. Bei Gal. Comm. Hipp. Artic. 40 (XVIII A 484 K.) sind beide Bedeutungen des Wortes vermischt (vgl. auch Erotian. s. v. ἀπὸ συρμαϊσμοῦ, 24,20 Nachm.). Ausdrücklich erwähnt werden die Rettiche als Ausgangspunkt der συρμαϊσμοί noch in dem sog. Brief des Diokles von Karystos an Antigonos Monophthalmos.[1] Aderlässe und Nieswurzkuren, die zum Schluß erwähnt werden, kamen in fast allen Gegenden in Anwendung, und es wäre sinnlos, sie irgendeinem bestimmten Volk zuweisen zu wollen.

§ 71

Der Abschnitt beschließt die Schrift und faßt zusammen, was ihr Zweck war. Unverständlich ist mir der zweite Teil des Satzes: ὅτι ἂν ἀφικέσθαι βούληται (46,10). Daremberg änderte zu ὅτῳ ἂν ἐφικ. β. und übersetzte: „... l'idée est claire pour quiconque veut apprendre ce dont il s'agit." ὅτῳ wäre dabei durch Attraktion von ὅστις an ein zu denkendes τούτῳ odgl. zu erklären. Zu ἐφικέσθαι müßte man αὐτῆς (sc. τῆς γνώμης) als Objekt annehmen. Die Änderung ergibt einen brauchbaren Sinn, bleibt aber sehr unsicher.

13. KAPITEL

## Rufus und Hippokrates (§§ 72—73)

In den vorangehenden Abschnitten des Kommentars wurde versucht, anhand einiger besonders augenfälliger Stellen den Nachweis zu erbringen, daß Rufus in seinem Denken und Vorgehen als Arzt weit gehend auf den Schriften des C. H. fußt. Eine Reihe von wörtlichen und indirekten Zitaten wurde nachgewiesen. Im letzten Kapitel bildete vor allem die Schrift De aere die Grundlage. Erst hier im Schlußabschnitt fällt der Name des Hippokrates, und das geschieht auffälligerweise in einer Partie, wo sich Rufus, wenn nicht polemisch, so

[1] Überliefert u. a. bei Paul. Aeg. I 100 (I 68–72 Heib.). Die zitierte Stelle steht 70,5–8 Heib. F. Heinimann (Mus. Helv. 12, 1955, 158ff.) hat (gegen W. Jaeger, Diokles v. Kar., Berlin 1938, 70ff.) den Brief als Apokryphon entlarvt.

doch leicht kritisierend mit seinem großen Vorgänger auseinandersetzt.[1] Da aus dem bisher Behandelten schon hervorging, daß Rufus bisweilen überkommenes Gut seiner „Schule" (unter Verwendung eigener Beobachtungen und Erfahrungen) ergänzt und umformt, überrascht es nicht so sehr, wenn man sieht, wie er hier etwas nachtragen zu müssen glaubt, was bei Hippokrates nicht ausdrücklich steht.[2]

Immerhin läßt sich aber sagen, daß die vorliegende Partie insofern einzigartig in dem uns noch faßbaren Werk des Ephesiers ist, als er sonst nur mit allergrößter Hochachtung und mit dem Respekt eines Epigonen gegenüber dem großen Begründer der Medizin spricht. Es dürfte in diesem Zusammenhang nicht uninteressant sein, einige dieser Stellen zum Vergleich heranzuziehen.

Ren. Ves. 2,36 (20,2–21,3 D. R.) heißt es: Εὐρυώδης[3] δὲ ὁ Σικελός, καὶ Ἱππο⟨κράτης ἠπί⟩σταντο καὶ τέμνειν τοὺς νεφριτικούς, . . ., ᾧ ἀπιστεῖν μὲν οὐκ ἔχω, τἄλλα γε ὄντι ἀγαθῷ τὴν τέχνην. αὐτὸς μέντοι οὔ φημί πω ἐπιτολμῆσαί τινι τοιούτῳ. Und etwas später, abschließend: καὶ ἴσως ἐν τοῖς ἐσχάτοις ἀρρωστήμασι καὶ τοιοῦτόν τι τολμητέον· ὅπου γε μὴν καὶ ἄλλων ἰαμάτων ἔστιν εὐπορεῖν, οὐ χρὴ ἑκόντας ἐνταῦθα τὰ ἔσχατα ἐξευρίσκειν.

Respekt vor der chirurgischen Leistung des Hippokrates spricht aus diesen Zeilen. Das Gefühl aufkommender Skepsis wird mit den Worten ᾧ ἀπιστεῖν μὲν οὐκ ἔχω beiseite geschoben. Rufus distanziert sich bescheiden von seinem Meister. Für ihn bleibt lediglich die Möglichkeit, vielleicht auf ungefährlichere Weise dem Kranken helfen zu können, aufgrund der verständlichen und ansprechenden Überlegung, daß überall dort, wo noch ein anderer Weg besteht, der Arzt nicht zum Extremen greifen sollte. Das dürfte eine Folgerung aus Hipp. Aph. I 6 (IV 462 L.) sein.

War in diesem Beispiel die Bewunderung deutlich mit Zurückhaltung gemischt, so herrschen im folgenden Zitat der Respekt und das Gefühl des eigenen Abstandes vor, wenn auch Rufus wenig Grund hat, auf seine Leistungen nicht stolz zu sein. In dem langen Abschnitt über die ἀποσκήμματα, die Ablösung einer Krankheit durch eine minder gefährliche, heißt es (Orib. Coll. med. XLV 30,3 = III 191,16–18 R.): καίτοι φήσει τις οὐκ ἐμὰ εἶναι τὰ εὑρήματα· πάλαι γὰρ Ἱπποκράτην

[1] Ilberg, Rufus 15, drückt sich entsprechend vorsichtig aus: „In einer langatmigen Periode wendet er sich endlich, auch seinen eigenen Stil verleugnend, ganz ausnahmsweise einmal gegen Hippokrates, mehr allerdings ihn ergänzend als polemisierend."

[2] Ilberg a. O.: „Daß freilich die berühmte Schrift ‚Über Luft, Wasser und Örtlichkeiten' ohne Befragung der Eingeborenen zustande gekommen sei, wenn sich Hippokrates auch nicht ausdrücklich darauf beruft, wird niemand im Ernst behaupten wollen."

[3] Er wird nur hier erwähnt. Vgl. Wellm., FMG 17 und 68.

πολλὰ δὴ ἐπὶ πολλοῖς τοιάδε εἰρηκέναι· κἀγὼ σύμφημι· τί δ'οὐ παρ' ἐκείνου τῇ γραφῇ ἐστιν;[1]

Das deutliche Bewußtsein, ihm als dem Späteren sei eigentlich schon alles vorweggenommen worden, wird durch die folgenden Überlegungen etwas gemildert: Gewiß, grundlegend Neues läßt sich nicht mehr sagen, aber manches wurde auch erst nach Hippokrates erkannt, das einer zusammenfassenden Darstellung bedarf, die den Stoff systematisch ordnet (191,18–20 R.): ἀλλὰ τὸ ἑνὶ λόγῳ περιγράφειν πάντα, καὶ ὅτε τι ὕστερον ἐγνώσθη, καὶ διακεκριμένον ἕκαστον, ταῦτα οὐδὲ τήνδε ἀχάριστον ποιεῖ τὴν συγγραφήν.

Die Achtung vor Hippokrates – an einer anderen Stelle heißt er ὁ θαυμασιώτατος Ἱπποκράτης (Orib. Coll. med. XLIX 27,1 = IV 43,6 R.) – hindert aber Rufus nicht daran, in Fällen, wo er etwas vermißt, mit Nachdruck darauf hinzuweisen, daß eine Ergänzung nötig sei. Damit distanziert er sich energisch von allen, die im Werk des Hippokrates gewissermaßen die letzte Offenbarung erblicken und an seine Worte wie an die eines Propheten glauben.

§ 72

In einem ungeheuer langen Satz[2], der in einer Kette von aneinandergereihten Relativsätzen und indirekten Fragen die wesentlichen Punkte aus der Schrift De aere zu referieren versucht, will Rufus etwaiger Kritik begegnen. Allerdings wird das Satzungetüm infolge der Häufung von Nebensätzen so unübersichtlich, daß Rufus sich genötigt sieht, vor der Apodosis (46,22) den Inhalt des Kondizionalsatzes erst noch einmal (46,20 f.) zu summieren, wodurch die Konstruktion vollends aus den Fugen gerät.

Rufus geht von der Möglichkeit aus, jemand könne ihm vorwerfen, er widerspreche Hippokrates.[3] Dieser behaupte ja, er habe einen Weg gefunden, sich ohne die Hilfe der Einheimischen über die wichtigsten, den Arzt interessierenden Fragen in einer ihm bis dahin unbekannten Gegend zu informieren. Nun ist es zweifellos richtig, daß an keiner einzigen Stelle von der direkten Befragung die Rede ist; Hippokrates spricht lediglich von σκοπεῖσθαι, ἐννοεῖσθαι (11: 67,1 Heib.) und ἐνθυμεῖσθαι (1: 56,3 Heib.), von σκοπεῖν und βασανίζειν (3: 57,14 Heib.), das dem Arzt allein überlassen sei. Aus der Beobachtung der meteorologischen und geographischen Gegebenheiten sowie der Diät lassen sich,

[1] Als Beispiel für eine Apostase oder ein ἀπόσκημμα bei Hippokrates sei auf die im 2. Kapitel erwähnte Ablösung eines Fiebers durch Gelbsucht verwiesen, die Rufus in der Darstellung bei Orib. ebenfalls berücksichtigt.

[2] Eine Paraphrase dieser Partie findet sich bei Edelstein 7f. Vgl. auch Diller, Aer. 146.

[3] Damit bezieht er sich speziell auf §§ 63ff.

das ist ja gerade der Sinn der Schrift, allgemeine Erkenntnisse über die Typen, die Konstitution der Bewohner sowie über die wichtigsten der dort auftretenden epidemischen Krankheiten ableiten. Jedoch ist es schlechterdings unwahrscheinlich, daß speziellere Dinge nur durch Beobachtung oder Deduktion erkannt werden. Da eine andere Methode aber nirgends expressis verbis erwähnt wird, setzt Rufus an diesem Punkte an. Er kennt die Schrift sehr gut[1], denn er ist imstande, die wichtigsten Gesichtspunkte wiederzugeben, teilweise sogar in wörtlichen Wendungen (46,15f. ∼ 56,9f. Heib.). Nur die Reihenfolge ist leicht verändert. Es ist verständlich, daß die Wasserarten an erster Stelle erscheinen. Rufus hat sich ja gerade vorher mit ihren Qualitäten befaßt. Erst dann folgen die Jahreszeiten, die bei Hippokrates den Vorrang haben. Die Frage der Beschaffenheit der κοιλίαι erscheint in unserem Hippokratestext nicht in der Disposition am Eingang der Schrift[2], findet aber jeweils bei der Besprechung der einzelnen Gegenden (als Folge der Diät, besonders des Trinkwassers) Berücksichtigung (z. B. c. 3 und 4 usw.). Wörtlich aus Hippokrates, wenn auch gekürzt gegenüber den langen Ausführungen dort, werden φιλοπόται und ἐδωδοί[3] als mögliche Eigenschaften der Einheimischen genannt. Ebenfalls in der Einleitung erwähnt werden die epidemischen Krankheiten, während die Geburtenfrage wieder im Zusammenhang mit den einzelnen Gegenden und Rassen behandelt wird. Alle diese Punkte will Hippokrates, so versteht Rufus die entsprechenden Abschnitte, ohne Befragung erfahren haben.

Sollte ihn aber jemand deswegen angreifen, weil er offenbar „mit dem besten Arzt in wesentlichen Punkten nicht gleicher Ansicht sei“[4], so erwidert Rufus in der Art eines „aufgeklärten Dogmatikers“: Er hat nicht die Absicht, irgendetwas von der hippokratischen Lehre zu verunglimpfen (46,22f.). Das erlaubt seine Ehrfurcht vor der Tradition und der Persönlichkeit des großen Arztes nicht. Zudem weiß er es zu

[1] Nach Rhazes' Zeugnis scheint er sie auch kommentiert zu haben. Vgl. Ilberg, Rufus 40; Diller, Aor. 144ff.

[2] Diller a. O. 146 hat nachgewiesen, daß Rufus (wie auch Hunain und Gadaldini) statt κοινῶν die Lesart κοιλιῶν vorfand (56,24 Heib.). Das würde die Reihenfolge der Begriffe hier erklären.

[3] Bei einer so engen Anlehnung an Hippokrates scheint es mir angebracht zu sein, statt des überlieferten φιλόποτοι (das nach dem Muster von ἄποτος, 56,20 Heib. möglich wäre, aber sonst nicht belegt ist) φιλοπόται zu lesen. Rufus fand also bereits ἐδωδοί. M. Pohlenz, Hippokratesstudien, NGG 1937, 70 vermutet ⟨ἧσσον⟩ ἐδωδοί oder ⟨ὀλιγ⟩εδωδοί. Vgl. dazu auch Diller, Wanderarzt 24f.

[4] In der Partizipialkonstruktion ist οὐ oder μή möglich. Für Darembergs Ergänzung spricht die zunehmende Häufigkeit von μή in der späteren Gräzität. Aber οὐ ist paläographisch wahrscheinlicher. Zur Frage der Negationen vgl. K.-G., Gr. Gr. II 2,200f.

würdigen, daß vieles an der hippokratischen Methode seine Berechtigung hat.[1] Aber daneben gibt es ja Dinge, die überraschend und fremdartig sind (46,27); Beispiele dafür hat Rufus gerade im 12. Kapitel angeführt. In solchen Fällen kann der Arzt nicht auf die Information von seiten der Einheimischen verzichten.

§ 73

Gegenüber dem Anliegen der Schrift De aere ergibt sich eine sichtbare Verschiebung des Akzentes. Herrscht dort vor allem der Gesichtspunkt vor, den Arzt über die wichtigsten, allgemeingültigen Eigenheiten einer Gegend und ihrer Bewohner insgesamt zu orientieren, so interessieren Rufus solche allgemeinen Züge doch nicht primär. Für ihn steht der einzelne Fall ganz deutlich im Vordergrund. Daher erscheint bezeichnenderweise das Wort διάγνωσις wieder in diesem Kapitel, die ἄτοπα und ξένα werden genannt: Rufus betrachtet die Menschen viel lieber nach dem, was sie voneinander unterscheidet, und hütet sich, alle Dinge auf einen Nenner bringen zu wollen. Er kann nicht leugnen, daß vieles von den Erkenntnissen stimmt, die in der hippokratischen Schrift ausgesprochen werden, aber sie genügen ihm nicht.

Das paßt ausgezeichnet in das Bild, das sich bisher aus den einzelnen Kapiteln dieser Schrift gewinnen ließ, soweit es die Persönlichkeit des Mannes betraf. Seine Beurteilung der Menschen als stark voneinander unterschiedene Individuen faßt er selbst mit den Worten οὐ γὰρ πάντες πεφύκαμεν τρόπῳ τῷ αὐτῷ, ἀλλὰ καὶ πάνυ ἀλλήλων διαφέρομεν εἰς ὁτιοῦν χρῆμα (30,5–7) zusammen. Und alles das, was nicht καθόλου gegeben ist, versucht er unablässig in die Betrachtung des Arztes einzubeziehen.

Insgesamt läßt sich aus der kleinen Schrift die Persönlichkeit eines Arztes erkennen, der sich ständig in einer für die Antike einzigartigen Weise (jedenfalls soweit wir es noch beurteilen können) darum bemüht, auch die alltäglichsten Dinge, sofern sie nur in irgendeiner Weise zum Verständnis des einmaligen, unwiederholbaren Falles behilflich sein können, zum Wohle des Patienten zu berücksichtigen. Rufus ist ein Mann, der als Wissenschaftler gewiß die Tatsache nicht verleugnen

[1] Überliefert ist νοσημάτων τὴν κοινὴν καὶ ἰδίαν. Abgesehen davon, daß man aus dem Vorangehenden als Substantive ἀρετὴν καὶ κακίαν ergänzen müßte, was sprachlich absurd ist, liefe es Rufus' Argumentation gerade zuwider, wenn man κοινῇ καὶ ἰδίᾳ nach der Methode des Hippokrates etwas aussagen könnte. Nur die κοινὰ νοσήματα lassen sich so erschließen. Man darf sich also nicht durch Aer. 2 (56,27–57,2 Heib.) . . . λέγοι ἄν, ὁκόσα τε νοσήματα μέλλει πάγκοινα τὴν πόλιν κατασχήσειν ἢ θέρεος ἢ χειμῶνος, ὅσα τε ἴδια ἑκάστῳ κίνδυνος γίγνεσθαι ἐκ μεταβολῆς τῆς διαίτης . . . verleiten lassen, beide Möglichkeiten auch hier anzunehmen.

kann, daß er bereits in einer sehr langen Tradition steht. Der Arzt Rufus aber zeigt ein ungewöhnlich verantwortungsvolles Vorgehen und ein hohes Berufsethos, das angenehm berührt. Dazu paßt auch der bezeichnende Charakterzug, daß polemische Auseinandersetzungen mit anderen Schulen, wie sie gerade die Kaiserzeit in z. T. unerfreulichster Form aufzuweisen hat, von ihm als etwas eines Arztes Unwürdiges nach Kräften vermieden werden. Wo er aber anderer Meinung ist, sagt er es in sachlicher Form, ohne dabei Rücksicht auf „Schulen" zu nehmen, wie gerade seine Stellungnahme zu Hippokrates zeigt.

# I. INDEX NOMINVM


Αἰγύπτιος 46,8
Αἴγυπτος 44,25
Αἰθίοψ (ἀνήρ) 34,26
Ἀράβιος ἡ -ίων (sc. γῆ) 44,22 (ἄνθρωπος) aegrotans 44,25 — pl. συνήθης -ίοις νόσος 46,3 bis
Ἀρέθουσα τὸ τῆς -ης ὕδωρ 44,16
Ἀρκαδία Φενεὸς τῆς -ας 44,13 Κλείτωρ τῆς -ας 44,14
Ἕλλην v. ἑλληνιστί
οἱ ἔμπροσθεν medici 32,1
Ἐφέσιος Μύρωνι τῷ -ίῳ 34,18
θεράπαινα (e coni.) Arabia aegrotans 46,1
Ἱπποκράτης De aere 46,14
Καλλίμαχος medicus Bithynius, Herophili sectae addictus 32,1
Κάυστρος τῷ -ύστρῳ ποταμῷ 36,1
Κλείτωρ (τῆς Ἀρκαδίας) 44,14
Λεοντῖνοι (τῆς Σικελίας) 44,12
Λυγκηστίς 44,15
Μύρων (ὁ Ἐφέσιος, παλαιστής) aegrotans 34,18
Ῥοῦφος medicus v. ἐγώ
Σάμιος ὁ Σ. aegrotans 42,15
Σικελία Λεοντῖνοι τῆς -ας 44,12
Στύξ τὸ καλούμενον ὕδωρ -γός 44,14
τις aegrotantes: ἄλλος τις ἐν πυρετῷ ὀξεῖ 34,26 τις δηχθεὶς ὑπὸ λυσσῶντος κυνός 40,13 ἄλλῃ τινὶ κατὰ βουβῶνα (sc. νόσημα ὄφις) 46,2 v. ind. verb. s. v. ἄνθρωπος, δοκεῖν, τις
Φενεός (τῆς Ἀρκαδίας) 44,13
Χαλκίς 44,16

# II. INDEX VERBORVM


ἀγαθός σημαίνειν -ὰ καὶ κακά 36,4 παρέχεσθαι κακὰ — -ά 44,12 — comp. ἀμείνων: τὰ συνήθη -ω 30,22 adv. θεραπεύεσθαι -ον 32,6 — sup. ἄριστος: τῷ -ίστῳ τῶν ἰατρῶν (Hippocrates) 46,21 -α, εἰ c. opt. 40,20 — βέλτιστος: (σιτίον) 30,20 — κράτιστος (σιτίον) 36,31

ἄγαν τοῦ ἄ. πρεσβύτου 26,23

ἄγασθαι (τὸν ἄνδρα sc. Ἱπποκράτην) 46,28

ἄγειν (πρὸς τοὺς πόνους) 34,21

ἀγρυπνία συνήθως ἔχειν πρὸς -αν 34,14

ἄγχειν 34,27

ἀγωγή (διαίτης) 32,7

ἄδιψος διψώδης ἢ ἄ. 30,18

ἀδύνατος -ον c. inf. 36,25

ἀηδής (σιτίον) 36,31 38,1

ἀήρ pl. (φύσις) 44,18

ἀθρόος (κένωσις αἵματος) 34,25 — adv. (προεκρήγνυσθαι) 28,12

αἷμα (κένωσις) 34,25 (ἀφαίρεσις) 46,9

αἱμορραγία (λάβρος ἐκ ῥινῶν) 34,28 — pl. λάβροι -αι τεταρταῖαι δύσκριτοι 28,9

αἱμορροϊκός 26,22 (e coni.)

αἰτία (τοῦ πάθους) 32,5 τῆς εἴσω -ας 32,27 — pl. τὰς -ας ἀνερωτᾶν 34,3

αἴτιος νόσου -ον 46,5

αἰχμάλωτος (ἐρώτημα) 42,7

ἄκαιρος (λύπη) 26,6

ἀκίς βέλος σύν τῇ -ίδι ἐξέλκειν 40,28 (ὑπεῖναι) 40,29

ἄκομψος comp. adv. -ότερον ὀδύνην ὑποκρίνεσθαι 38,20 (e corr.)

ἀκούειν 24,16 36,5

ἀκρατής (χειρῶν καὶ ποδῶν) 34,23

ἀκριβής (διάγνωσις) 44,20 — adv. σημεῖα -ῶς ἐκμελετᾶν 32,9 — comp. (διαγιγνώσκειν) 24,4 (προγιγνώσκειν) 30,23

ἀλγεῖν συντεκμαίρεσθαί τινα -οῦντα 38,12 τὰ -οῦντα (πιέζειν) 38,15

ἄλγημα pl. 38,11. 25

ἁλίσκεσθαι (ὑπὸ τῶν αὐτῶν sc. νοσημάτων) 28,21

ἀλλά ἀ. καὶ 30,6 ἀ. ἔστι 38,17 ἀ. εἰ (e coni.) 26,8 οὐ — ἀ. 34,16 42,7 οὐδὲ — ἀ. 42,14 οὐδὲν — ἀ. 46,23 εἰ μή — ἀ. 36,24 38,8 μηδένα ἐρωτῶν — ἀ. παρ' ἑαυτοῦ 46,20

ἄλλῃ (τοῦ σώματος) 44,25

ἀλλήλων -ων διαφέρειν 30,6 -ους βάλλειν 42,16

ἄλλος m.: ἄλλος τις 34,26 ἄλλον ἐρωτητέον 26,22 φάρμακα ἄλλα ἄλλοις 30,9 ἄλλοι παροξυσμοί 38,24 — fem.: ἄλλη τις 46,2 (ἐνέργεια) 30,24 (νόσος) 32,3 (κένωσις) 34,3 (κατάληψις) 36,5 (ἔκκρισις) 38,28 (δύναμις) 44,11 (διάγνωσις) 44,20 — n.: παντὸς ἄλλου καιριώτερον 32,23 — pl. (ἐρωτᾶν) 24,12 (ἀποκρίνεσθαι) 24,13 (σημαίνειν) 28,5 (παρέχεσθαι) 44,11 τὰ ἄλλα ἐπιβλέπειν 38,21 · ἄλλα — ἐστίν 44,6 μυρία καὶ ἄλλα 46,6 ὅσα ἄλλα 46,19 (νοσήματα) 28,16 (ἐπιτηδεύματα) 32,7 (θηρία) 40,20 — adv. ἄλλως 24,10 26,13. 20 30,20 32,29 34,6 38,5

ἄλυπος comp. adv. (προσαίρεσθαι) 30,20

ἅμα 42,3

ἁμαρτάνειν (συλλογιζόμενος) 38,16

ἄν (= ἐάν) κἄν 42,5

ἄν exempla: c. inf. praes. 32,8 (e coni.) — c. inf. aor. 28,18 30,5 40,18 — c. part. aor. 30,20 — c. opt. praes. 24,6 26,8 — c. opt. aor. 28,

22 — c. ind. aor. (iterat.) 36,29 — ὡς ἄν c. inf. (fin.) 42,2
ἀναγκαῖος -ον c. inf. 38,24 42,4 — adv. (ἐρωτᾶσθαι) 32,6
ἀναδιδόναι πέττειν καὶ ἀ. 38,2
ἀνακρίνειν (δήγματα καὶ πληγάς) 40,21 (τραύματα) 42,9
ἀναπαύειν intr. 26,2
ἀνάπαυσις 34,1
ἀναστρέφειν pass. 44,23
ἀνδρεῖος 38,21
ἀνεπιτήδειος adv. (θεραπεύειν) 30,2
ἀνερωτᾶν (αἰτίας) 34,3 (τὸ σχῆμα τοῦ βέλους) 42,26
ἄνευ 26,3.11
ἀνέχειν med. c. gen. (δεινῶν) 30,4 (ὀσμῆς) 44,15
ἀνήρ ἀ. Αἰθίοψ 34,26 ἄγασθαι ἄνδρα 46,28
ἄνθρωπος 24,6 26,6 28,17.19 30,2. 24 32,26 36,4 38,22.28 42,17 44,25 — pl. 46,17
ἀνιᾶν pass. θαρρῶν καὶ -ώμενος 26,7
ἀνίδρυτος (χρόνοι) 28,5 (e corr.)
ἀνιστάναι med. intr. ἀναστάς 34,20
ἀνοιδεῖν 44,27
ἄνωθεν (τιτρώσκειν) 42,30
ἀνωτερικός (φάρμακα) 30,10
ἅπας n. pl. 30,3 46,30
ἄπειρος c. gen. 46,16
ἁπλοῦς (ἀπὸ τῶν ῥινῶν στάξεις) 28,9
ἀπό (ἀφ' ante spir. asp.) 24,14 28,8 38,7 40,4 42,27 44,1 — tempor. 28,1
ἀποθνήσκειν 34,24 40,15 (οὐ πολὺ ὕστερον) 34,24
ἀποκρίνειν med. (ἐφεξῆς τε καὶ μνημονικῶς καὶ τὰ εἰκότα) 24,8 (ἄλλα) 24,13 — part. -όμενος 26,10
ἀποκτείνειν (τρωθέντας) 42,5 (πιόντας) 44,12
ἀπολλύναι med. inf. aor. 40,12 (τρόπῳ τῷ αὐτῷ) 40,18
ἀπόπληκτος 26,20
ἀπορία 34,22 συντεκμαίρεσθαι -ᾳ 38,13
ἀπόσιτος εὔσιτος ἢ ἀ. 30,17
ἅπτειν med. 38,14 ὁρᾶν καὶ ἅ. 40,26 (τοῦ νοσοῦντος) 36,23 (τῆς κεφαλῆς) 42,20 (ταῖς χερσί) 42,23
ἄρα ἄ. γε 24,17 30,17 36,6 38,28 40,28
ἀρετή κοινὴ ἀ. ὑδάτων 46,25
ἀριστολοχία 40,8
ἀρκεῖν 32,4
ἀρχαῖος (τρόπος) 24,14
ἄρχειν med. c. inf. 28,1.11.18 42,19
ἀρχή (νόσου) 28,17 κατ' ἀρχάς 28,7. 15
ἀσάφεια (γλώττης) 26,10
ἀσαφής (γλῶσσαι) 24,14
ἀσθένεια ῥώμη καὶ ἀ. τοῦ νοσοῦντος 24,7 26,1 36,26
ἀσθενεῖν (διὰ πλησμονήν) 36,29
ἀσθενής 26,21 (ἐνέργεια) 38,1
ἆσθμα 34,22
ἀσφάλεια (νοσημάτων) 28,16
ἄτακτος adv. (παροξύνειν) 28,15
ἀτάρ ἀ. καί 44,24
ἀτιμάζειν 46,23
ἄτοπος -α καὶ ξένα 46,27 — adv. (συμβαίνειν) 30,15
αὖ 24,11 44,1 (e coni.)
αὐτάρκης (λόγος) 46,11
αὐτίκα αὐ. μὲν — αὐ. δέ 34,22. 23 τὸ μὲν αὐ. — ὕστερον δέ 42,11
αὐτόμολος 42,8
αὐτός pron. person. m. αὐτοῦ 36,15 αὐτῷ 30,15 34,14. 21. 25 36,30 40,17 46,28 αὐτόν 34,21. 27 42,20 αὐτοῖς 40,28 42,15 — fem. αὐτή 40,17 — n. αὐτῷ 44,14 αὐτό 30,21 — pron. possess. m. αὐτοῦ 40,16 42,22 46,1 — fem. αὐτῶν 28,3 — n. αὐτοῦ 32,5 αὐτῶν 34,10. 11 — αὐτὸς ὁ νοσῶν 24,5. 7 αὐτός τις ὁ νοσῶν 26,17 αὐτὸς ὁ κάμνων 38,15 ὁ δὲ οὐδ' αὐτός 34,28 οἱ ἰατροὶ αὐτοί 42,2 τρόπῳ τῷ αὐτῷ 30,6 40,19 αὐτὸ τὸ ἕλκος 42,13 — τὰ αὐτά 28,21. 22 τὰ αὐτὰ συμπτώματα 28,5
ἀφαίρεσις pl. (αἵματος) 46,9
ἀφανής (ἐξαράγματα) 42,31
ἀφέψημα (ποταμίων καρκίνων) 40,9
ἀφικνεῖσθαι 46,4 †46,10 ἀ. εἰς 44,7 46,15
ἀφιστάναι (ἐρωτημάτων) 46,29
ἄφωνος 26,16. 20 34,23 42,7. 10 -ων ὀδύναι (e coni.) 38,16
ἀψίνθιον 40,8
ἅψις (χειρῶν) 38,14

βάλλειν (λίθοις) 42,16 ἰσχὺς τοῦ -οντος 42,29
βέλος 42,30 (ἐξέλκειν) 40,28 (χρίειν) 42,5 (σχῆμα) 42,26
βοή 38,13
βοήθημα pl. (ἐπιχώρια) 46,7
βολή pl. 42,27 (e corr.)
βουβών κατὰ -ῶνα 46,2

βούλεσθαι † 46,10
βράγχωσις 26,4
βρέχειν pass. σπόγγος ὄξει βεβρεγμένος 40,6

γάρ exempla: μὲν γ. 24,8 26,5. 14 30,7 32,13 34,18 36,15 38,12 40,5 44,12 — καὶ γ. 28,2 30,19 32,26 36,18.21. 27 40,1 — γ. δή 32,31
γαστήρ (ὑπάγειν) 44,9
γε 30,2 (e coni.) 32,2 38,22 — δέ γε 32,11 46,9 — γε μήν 44,2 — ἄρά γε 24,17 30,17 36,6 38,28 40,28
γεντιανή (ῥίζα) 40,10
γί(γ)νεσθαι (νόσημα) 26,5 28,20 44,22 (κόπος) 32,31 (ἐνύπνιον) 34,15 (περίοδος) 36,10 (παροξυσμός) 38,25 (ἕλκος) 42,13 — (ἄφωνος) 42,10. 18 ὅσα ἀλγήματά ἐστιν -όμενα 38,11
γι(γ)νώσκειν 32,22 (ἐναντίον τινί) 46,14 (σαφῶς) 32,15 (ὀρθῶς) 46,30 (παρ' ἑαυτοῦ) 36,22 pass. ἔνδειξις τοῦ -εσθαι 32,21
γλῶσσα, γλῶττα (ἀσαφής) 24,14 (ξηρά) 34,6 (παραπληξίαι) 26,4 (ἀσάφεια) 26,10 -ῃ παραπληκτικός 26,15 σφάλλεσθαι τῇ -ῃ 24,9
γνώμη (σαφής) 46,10 (κεφάλαιον) 46,12 σφάλλεσθαι τῇ -ῃ 24,9 κατὰ -ην 24,6. 12
γοῦν 24,12 40,13 42,15 44,22.25
γράφειν 34,16
γυμναστής λέγειν πρὸς τὸν -ήν 34,20 τυγχάνειν σοφοῦ του -οῦ 34,24
γυνή (τρίμηνος κυοῦσα) 40,16 — pl. αἱ -αῖκες ὅπως πρὸς τοὺς τόκους διάκεινται 46,18

δάκνειν pass. 40,23 (ὑπὸ λυσσῶντος κυνός) 40,13
δέ exempla: καὶ ... δέ 24,16 26,9 30,23 38,4. 15 42,29 — δὲ καί 34,13 36,14. 21. 25. 30 38,18. 21. 23 — εἰ δὲ μή 38,9 40,11 — ὁ μὲν — ὁ δέ 26,14 (32,31) 34,1 34,(1)2 40,(1)2 40,(5)6 40,(26)27 44,12 — αἱ μὲν — αἱ δὲ — αἱ δὲ — αἱ δὲ — αἱ δέ 44,9s. — τοῦτο μὲν — τοῦτο δέ 30,(7)8 32,(12)16 — πολλὰ μὲν — πολλὰ δέ 40,(14)15 — αὐτίκα μὲν — αὐτίκα δέ 34,23 — πρῶτον μὲν — ἔπειτα δέ 26,18 — εἰ μὲν — εἰ δέ 34,(5)6
δείδειν 28,22 (τὸ ὕδωρ) 40,12. 17 — part. pf. adv. δεδοικότως 24,11 (e corr.)
δειλός (φύσει) 24,11
δεῖν 32,2. 9 (e coni.) — part. τὸ δέον 46,13 τὰ δέοντα 36,20
δεινός n. -όν ἧσσον 32,27 τὰ -ά (= ἡ νόσος) 28,12 30,4
δέρμα ὑπὸ τὸ δ. κρύπτεσθαι 40,26
δή 28,10. 21 30,13. 21 40,5 44,27 46,14 — μὲν δή 26,17 28,3 32,24 40,15 42,7. 25 — γε δή 32,2 — γὰρ δή 32,31
δῆγμα pl. (θηρίων) 40,20
δῆλος 26,9
δηλοῦν (οὐδὲν ἐπίσημον) 30,26 (τὸ ὀδυνώμενον) 38,14
δημοτικός pl. 36,23
δήπου 36,7 38,24
διά (ante vocal. δι') c. gen. 40,23 46,9. 15 ὄντα δι' ἔθους 30,25 δ. ταχέων 40,18 δι' ὅλης νυκτός 34,19 — c. acc. (caus.) 24,17 32,26.31 34,5 ter 36,29
διαγι(γ)νώσκειν 36,25 (τὰ περὶ τὴν νόσον ἀκριβέστερον) 24,3 (νόσον) 26,8 (νόσημα) 36,8 (πόνους) 38,17 ἀδύνατον διαγνῶναι 36,25
διάγνωσις 24,18 46,26 (ἀκριβής) 44,19 (ὅλη) 38,19 (τῶν κρισίμων) 28,2 (νόσου) 28,4 (νοσημάτων) 32,24
δίαιτα (ἀγωγή) 32,7 (τρόπος) 36,14 46,24 ὑπερβάλλειν τὴν -αν 32,13
διαιτᾶν med. 36,16
διακεῖσθαι (πρὸς ἕκαστον) 30,13 τὰ κατὰ κοιλίαν ὅπως -ειται 38,27 αἱ γυναῖκες ὅπως -ειναι 46,19
διακωλύειν 30,1
διάλεξις 30,24
διαμαρτάνειν (τοῦ συμφέροντος) 38,9
διαπυνθάνεσθαι 38,18
διασημαίνειν (τὰ μελαγχολικά) 26,6
διασήπειν pass. μυδᾶν καὶ δ. 46,1
διατιθέναι pass. (ἐφ' ἑκάστοις) 36,18 v. διακεῖσθαι
διαφέρειν (ἀλλήλων) 30,6 — impers. διαφέρει: (εἰς τοσόνδε) 34,3 (πολύ) 40,5 (μέγα) 34,10
διάφορος 42,31
διαχωρεῖν (ἰσχυρῶς) 34,7
διαχώρημα pl. 28,7 34,9
διέρχεσθαι διελθών 44,27

διέχειν intr. τὰ ἔξω διασχόντα 40,26
διιέναι (ῥᾳδίως — χαλεπώτερον) 40,2
διιστάναι med. intr. διαστάντες 42,16
διό 30,4
διόπερ 40,29
διψᾶν 34,7
διψώδης 30,17
δοκεῖν pers. μοι δοκῶ 30,4 ἐδόκει 34,19. 27 42,18 part. τῷ δοκοῦντι 34,18 36,1 — impers. δοκεῖ 32,25 36,23 ἐμοὶ δ. 36,25 μοι δ. 32,22 34,24 δ. μοι 40,18 — part. δόξαν 30,20
δόξα pl. (ἐνυπνίων) 36,3
δριμύς (φάρμακα) 40,7
δύναμις (ὑδάτων) 44,8 f. l. 34,11
δύνασθαι 30,27 32,10 34,15 46,15 — impers. μέγα δύναται 24,18
δυνατός -όν c. inf. 36,22
δυσίατος comp. (νόσημα) 36,9
δύσκριτος (αἱμορραγίαι τεταρταῖαι) 28,10
δυσμεταχείριστος (νόσημα) 36,8
δύσπεπτος 30,8
δυσχερής comp. 32,29

ἑαυτοῦ παρ' ἑαυτοῦ 30,27 32,10 36,22 46,20 ἀφ' ἑαυτοῦ 38,7
ἕβδομος (ἡμέρα) 28,6
ἐγγίγνεσθαι (δόξαι ἐνυπνίων) 36,4
ἐγγύς sup. -υτάτω 44,6
ἐγκαταλείπειν pass. (τι τῷ ἕλκει) 42,2
ἐγκρατής 38,22
ἐγρήγορσις 34,2
ἐγώ ἐ. δὲ ἡγοῦμαι 32,10 ἐ. εἶδον 44,25 — μοι 46,2. 10. 21 μ. δοκῶ 30,4 μ. δοκεῖ 32,22 34,24 δοκεῖ μ. 40,18 — ἐμοί: ἐ. δοκεῖ 36,24 — με 46,22 — ἐμέ 46,14
ἔγωγε 32,1
ἔδειν pf. ἐδήδοκεν 36,24 — part: ἐδηδοκότι 34,8
ἐδωδός 46,17
ἐθέλειν 30,7 38,17
ἐθίζειν pass. pf. εἴθισται 46,18 — part. εἰθισμένα 26,5
ἐθισμός 30,3 32,21 — pl. 30,18. 19. 23
ἔθνος pl. κατὰ ἔθνη 44,6
ἔθος εἶναι δι' ἔθους 30,25
εἰ exempla: *si* c. ind. praes. 24,10.12 30,7 32,12 36,29 44,3 — c. opt. praes. 24,8.13 30,13 32,13.16.26.28 34,5 40,4.20 42,6.9 46,6 (e coni). 21 — c. ind. fut. 46,14 (dub. l.) — c. ind. aor. 34,24 — c. opt. aor. 26,8 (e coni.) 30,15 32,9 40,10.27 — c. ind. plqpf. 36,16 — ellipt. 34,6.7 — καὶ εἰ c. opt. praes. 40,6 — εἰ μή c. opt. praes. 24,16 30,27 36,23 38,7 — c. ind. aor. 40,18 — ellipt. 36,8 — εἰ δὲ μή ellipt. 38,9 40,11 — *an* c. ind. praes. 28,14.19 46,2.17 — c. opt. praes. 28,12 34,14 — c. ind. aor. 32,7 34,13 42,21 (e coni.) 42,29 — c. ind. impf. 36,21 — c. ind. pf. 36,19 — ellipt. 28,20 (e coni.) 32,8 38,21
εἰδέναι 26,18 28,4 32,12.18.23 34,4. 11 36,6.12.20.24 40,13 42,2 44,19. 21 46,16
εἰκοστός (ἡμέρα) 42,18
εἰκώς v. ἐοικέναι
εἶναι exempla: ἔσθ' ὅπη 36,31 — ἔστι(ν) 30,27 34,4.16 36,5.6 38,12.17 40,22.24 44,20 bis
εἰς εἰς τάξιν ἱδρύειν 28,15 εἰς τὴν ξένην ἀφικνεῖσθαι 44,7 εἰς πόλιν ἀφικνεῖσθαι 46,15 — εἰς συμβουλὴν καλεῖν 38,8 εἰς ἔμετον ὁρμᾶν 30,10 εἰς ὕδερον τελευτᾶν 36,1 εἰς μέθην ἐμβάλλειν 44,15 εἰς ἕνα ἐλθεῖν λόγον 30,11 — εἰς πολύ 40,8 — εἰς τοσαῦτα 28,18 εἰς ὁτιοῦν χρῆμα 30,6 εἰς τοσόνδε 34,3 εἰς τὸ πλῆθος 34,10 εἰς πρόρρησιν καὶ εἰς θεραπείαν 36,12 εἰς τὰς κοινὰς νόσους 40,3 εἰς τὰ ἕλκη 40,4 προθυμία εἰς τὴν πληγήν 42,29 εἰς τὴν διάγνωσιν 46,26 — c. inf. 28,3 46,7
εἷς εἰς ἕνα ἐλθεῖν λόγον 30,11
εἰσκαλεῖν pass. 42,19
εἴσω ἡ εἴσω αἰτία 32,27 εἴσω κρύπτειν 40,27
εἴτε εἰ — εἴτε οὖν 42,30 (e coni.)
ἐκ (ἐξ ante vocal.) ἐκ πνεύμονος 26,22 ἐκ ῥινῶν 34,29 ἐκ χειρός 42,32 — διαγιγνώσκειν, προγιγνώσκειν ἔκ τινος 24,3 30,23 32,5 38,17 συλλογίζεσθαι ἔκ τινος 34,15 38,16
ἕκαστος φύσις -ου 30,5 32,22 -ῳ — καὶ οὐ καθόλου 38,5 τὸ -ῳ πρόσφορον 40,22 — pl. βοηθήματα -οις 46,7 ἄτοπα καὶ ξένα -οις 46,27 — n. -ου 38,2 (e coni.) 42,6 πρὸς -ον 30,13 — pl. πρὸς -α 30,5 32,22 ἐφ' -οις 30,18 32,4 36,17 παρ' -οις 44,17

ἐκβάλλειν (ἔμβρυον) 40,18
ἐκεῖνος 24,5 40,15 44,3 46,1.19. 22 bis
ἐκκρίνειν pass. part. -όμενα 34,8
ἔκκρισις pl. 40,1
ἐκμελετᾶν (σημεῖα) 32,9
ἕκτος (ἡμέρα) 28,6
ἕλκος 42,13 (ἀπὸ κυνός) 40,5 (πάνυ μικρόν) 40,7 (τήρησις) 40,8 ἐγκαταλείπειν τι τῷ -ει 42,3 ἐν οὐδενὶ λόγῳ τίθεσθαι τὸ ἕ. 40,14 (ἔχειν) 40,17 κατὰ τὸ ἕ. 42,13 — pl. 40,4
ἐλλέβορος -ῳ καθαίρειν 40,10 — pl. διὰ τῶν -ων καθάρσεις 46,9
ἑλληνιστί (σημαίνειν) 44,22
ἐμαυτοῦ πάνυ -ὸν πείθω 36,3
ἐμβάλλειν (εἰς μέθην) 44,16
ἔμβρυον (ἐκβάλλειν) 40,18
ἐμεῖν (σιτίον ἢ φλέγμα, χολὴν δὲ ὕστερον) 42,11
ἔμετος 40,1 εἰς -ον ὁρμᾶν 30,10 — pl. 46,8
ἔμπειρος (πάνυ) 40,29 — c. gen. 30,19 38,8 — adv. (κομίζεσθαι τοξεύματα) 42,3
ἐμπηγνύναι pass. pf. part. τοξεύματα ἐμπεπηγότα 42,2
ἐμποιεῖν (ποδάγραν) 44,16
ἔμπροσθεν 32,13 36,11 44,3 v. ind. nom.
ἐμπύημα pl. 44,27
ἔμπυος τῷ -ῳ τραχυτέρα ἡ φωνή 26,15
ἐμφανής (ἐξαράγματα) 42,31
ἐν exempla: ἐν λίμνῃ 34,19 ἐν ποταμῷ 36,1 ἐν τῇ 'Αραβίων (γῇ) 44,22 — ἐν πυρετῷ 34,26 ἐν ταῖς νόσοις 30,25 32,10 34,9 — ἑορτή, ἐν ᾗ 42,16 (ἡμέρα), ἐν ᾗ 28,11 ἐν χρόνῳ 28,13 44,19 ἐν πᾶσι 42,30 ἐν ἅπασιν 30,3 — pro dat. instrum. ἐν τοῖς ἐρωτήμασιν 32,11 ἐν ᾧ τρόπῳ 30,21
ἔναιμος (φάρμακον) 40,5
ἐναντίος μετάστασις πρὸς τὸ -ον 24,15 -ον γιγνώσκειν τινί 46,14
ἔνδειξις (τοῦ γιγνώσκεσθαι) 32,21
ἔνδοθεν (συνίστασθαι) 32,24 τὰ ἔ. 32,26
ἐνεῖναι (κακόν τι) 44,4
ἕνεκα 30,9
ἐνέργεια (ἡτισοῦν ἄλλη) 30,25 (σιτίου) 38,2
ἐνέχειν pass. (νόσῳ) 46,4
ἐνθένδε 24,6 26,12 28,17 32,17
ἐνθυμεῖσθαι 34,28
ἐνοικεῖν part. τῶν -ούντων 46,26
ἐνταῦθα 42,16
ἐντυγχάνειν (νοσοῦντι) 38,6
ἐνύπνιον (φαίνεσθαι) 34,19 (ἐν οὐδενὶ τίθεσθαι) 34,21 (λέγειν) 34,28 — pl. 34,14 (δόξαι) 36,3
ἐξαίρετος (φύσις ἑκάστου) 32,22 (δύναμις) 44,8
ἐξαπατᾶν pass. 36,27
ἐξάραγμα pl. 42,32
ἐξαρκεῖν (τινί) 40,6 (πρός τι) 38,18 (εἴς τι) 28,2
ἐξέλκειν (βέλη) 40,28 bis
ἐξευρίσκειν 46,12 (πολλά) 32,11 (τὴν ὅλην διάγνωσιν) 32,15 (φάρμακα) 42,4 (βοηθήματα) 46,7 (τέχνην) 46,15 — εἰ c. ind. 36,19 — c. inf. 46,6 — καλῶς αὐτῷ ('Ιπποκράτει) -ρηται 46,28
ἔξω (διέχειν) 40,26 (προκύπτειν) 44,26
ἔξωθεν (συνίστασθαι) 32,25 τὰ ἔ. 32,26
ἐοικέναι part. ἐοικώς τινι 32,31 ἐοικυῖά τινι 32,18 44,18 — εἰκός: πάσχειν οἷα εἰ. 32,14.17 ἀποκρίνεσθαι τὰ εἰκότα 24,9
ἑορτή (ἐπιχώριος) 42,16
ἐπεί caus. c. ind. 36,31 38,23 44,20 — in orat. obl. 32,6
ἔπειτα 26,18 42,22
ἐπέρχεσθαι πρὶν ἐπελθεῖν τὰ συμπτώματα 40,21
ἐπί (ἐφ' ante spir. asp.) exempla: c. gen. ἐ. πλησμονῆς 32,14 ἐ. πάντων 32,20 ἐ. τῶν σημείων 34,4 — c. dat. ἐ.τοῖς συμβαίνουσι 30,15 ἐφ' ἑκάστοις 30,18 36,17 ἐφ' ἑκάστῳ 32,4 ἐ.τοῖς συνισταμένοις 34,16 ἐ.πολλοῖς 36,27 ἐ.ταῖς νόσοις 38,11 ἐ.τῇ πληγῇ 44,2 ἐ.τῷ κυνί 40,23 — ἐ.τοῖς ἀνιδρύτοις χρόνοις 28,5 — ἐ. μέθῃ (παραφρονεῖν) 32,28 — c. acc. ἐ. μήκιστον 42,24
ἐπιβλέπειν 38,21
ἐπιδημεῖν (νοσήματα) 46,18
ἐπιδήμιος (νοσήματα) 44,20
ἐπιλανθάνεσθαι med. c. part. (μεταξὺ λέγων) 24,13
ἐπιληψία pl. 26,11
ἐπιμέμφεσθαι c. dat. 46,21
ἐπίπαν τοὐπίπαν 28,21 ὡς ἐ. 44,18
ἐπιπίπτειν (ἀπορία καὶ παλμός) 34,22
ἐπιπυρέττειν (πυρετῷ ὀξεῖ) 42,11

ἐπίσημος οὐδὲν -ον 30,25
ἐπισκέπτεσθαι 36,13
ἐπιτήδευμα pl. 32,7
ἐπιτυγχάνειν (τὰ πολλά) 30,15
ἐπιφαίνειν pass. intr. (ἴκτερος) 28,6
ἐπιφοιτᾶν (κατὰ τοὺς ὕπνους) 34,26
ἐπιχώριος (ἑορτή) 42,15 (βοηθήματα) 46,7 οἱ -οι 44,19 46,20
ἑρπετόν pl. 44,24
ἔρχεσθαι 40,24 (εἰς ἕνα λόγον) 30,12
ἐρωτᾶν 32,23 34,4 c. acc. (χρόνον) 28,1 (πρώτην ἡμέραν) 28,11 (ἀρχὴν νόσου) 28,18 (συγγενῆ νοσήματα) 36,7 (σημεῖα) 44,2 (προφάσεις) 32,7 (φύσιν) 30,5 (τρόπον διαίτης) 36,14 (τὸ εὐδιαχώρητον) 38,4 (ἰσχύν) 42,29 (ἐρωτήματα) 24,3 (ἄλλα) 24,13 (οὐδέν) 32,2 (τοῦτο) 36,25 38,24 (ταῦτα) 40,4 — (τὸν νοσοῦντα) 26,17 (ἄλλον) 26,22 (μηδένα) 46,20 — περί τινος 34,9 — ἐ., ἆρά γε c. ind. 30,17 40,27 — ἐ., εἰ c. ind. 28,19 34,13 36,21 42,21 (e coni.) — ἐ., μή (= εἰ μή) ellipt. 34,5 — ἐ., ὅπως c. ind. 34,13 38,27 — ἐ., ὅσα c. ind. 38,12 — ἐ., τί ellipt. 36,30
ἐρώτημα (φαῦλον) 36,7 (καταγελαστότατον) 36,23 (αἰχμαλώτου ἢ αὐτομόλου) 42,7 (τοῦ νοσοῦντος) 44,5 — pl. 24,3 32,11 46,29
ἕτερος -ου πυνθάνεσθαι 30,29 36,24 ἕτερα ἑτέροις 30,8 (διάγνωσις) 32,24 (φύσεις) 44,17 adv. -ως καταφανής 26,7 (εἰδέναι) 44,21
ἑτέρωθεν 36,6
ἑτέρωθι 38,12 42,13 (e coni.)
ἔτι 40,17
ἔτος (ὥρα) 34,6
εὐδιαχώρητος 38,4 (κοιλία) 38,28
εὐθύς adv. 28,14 36,23 38,15
εὐίατος comp. 32,29
εὐμεταχείριστος (νόσημα) 36,8
εὔπεπτος 30,8
εὐπετής comp. adv. 32,17
εὕρεσις ποιεῖσθαι τῆς θεραπείας τὴν -ιν 38,7
εὑρίσκειν 30,8 32,30 42,23.30 — pass. 44,8.17 46,12.23
εὔσιτος 30,17
ἑφεξῆς (ἀποκρίνεσθαι) 24,8 (λέγειν) 26,2
ἔχειν (ἕλκος) 40,17 (ῥῆγμα) 42,12 (τραῦμα) 42,17 (νόσον) 44,26 — (πεῖραν) 30,14 (ἔνδειξιν) 32,20 (περιόδους) 38,23 (χρείαν) 38,27 (δυνάμεις) 44,8 (τὸ δέον) 46,13 — (πρὸς τὰς πέψεις) 30,8 ὅπως αἱ κοιλίαι ἔχουσι 46,17 — (καλῶς) 24,12 (συνήθως) 34,14 (οὕτως) 42,15.25 46,1

ἤ exempla: 24,6 28,15 — εἰ — ἢ οὔ 36,21 ἆρά γε — ἢ 24,17 ἆρά γε — ἢ οὔ 38,28 — ἢ — ἢ — ἢ — ἢ — ἢ — ἢ — ἢ — ἢ 26,19—21 — ἢ — ἢ 42,12—13
ἡγεῖσθαι ἐγὼ -οῦμαι c. acc. c. inf. 32,10 — ἡγούμεναι προφάσεις 32,6
ἤδη 26,8 28,7 38,19 46,10
ἡδύς sup. -ιστον τῶν σιτίων 36,30
ἥκιστα ὅτι -α 26,21
ἡλίθιος 26,20
ἡλικία 34,5
ἡμέρα 28,11 42,19
ἤν c. coni. praes. 26,1 ἤν τε — ⟨ἤν τε⟩ 38,14
ἧπαρ κατὰ ἧ. 44,10
ἥσσων οὐχ -ον — καί 30,18 — adv. 28,8 32,27

θάνατος -ον σημαίνειν 34,6
θαρρεῖν part. -ῶν καὶ ἀνιώμενος 26,7 -ῶν λέγειν 42,22
θαυμάζειν c. gen. 32,1
θεράπαινα v. ind. nom.
θεραπεία (τρόπος) 32,30 (εὕρεσις) 38,7 (προσάγειν) 32,18 (ἐρωτᾶν) 36,17 εἰς -αν ἐπισκέπτεσθαι 36,12
θεραπεύειν (θεραπείαν) 36,17 c. adv. (ὡσαύτως) 28,22 (οὐ προσφόρως) 30,1 (οὐκ ἀνεπιτηδείως) 30,3 (κάλλιον) 24,4 (ἄμεινον) 32,5 (ῥᾷον) 40,22
θερμός (λουτρά) 34,2
θηρίον pl. (δήγματα) 40,20
θρασύς 24,11 adv. (ἀποκρίνεσθαι) 24,11
θρασύτης 26,6
θώραξ κατὰ -ακα 26,5.13

ἴαμα 42,6
ἰᾶσθαι 42,24
ἴασις 28,2 30,4 32,16
ἰατρός 28,22 30,12.27 32,1.9 34,3. 15.17.28 38,6.9 46,13.15 — pl. 40,14 42,1 46,21
ἰδέα (νόσου) 24,7 (νοσήματος) 26,3 (νοσημάτων) 46,25

ἰδιώτης 38,9 (opp. ἰατρός)
ἱδρύειν (εἰς τάξιν) 28,15
ἱδρώς 40,1
ἱκανός (σιτίον) 36,28 (χρόνος) 46,11
ἱ. τῷ φθέγματι 26,2
ἴκτερος (ἐπιφανεὶς πυρετῷ) 28,6
ἰλιγγιᾶν 42,18
ἴσος (βολαί) 42,27
ἱστορεῖν 46,6
ἱστορία (παρὰ τῶν ἐνοικούντων) 46,26
ἰσχυρός comp. 42,32—sup. 44,1—adv. 34,7
ἰσχύς 42,29

καθαίρειν (ἐλλεβόρῳ) 40,11
κάθαρσις 30,9 pl. (διὰ τῶν ἐλλεβόρων) 46,9
καθιστάναι intr. pf. -εστηκός 30,11 ταις -εστηκυίαις 44,18
καθόλου 38,6
καί exempla: καὶ — καί 24,3—4 26,7.13 44,26—27 — καί *etiam* 24,12. 15. 17 28,22 30,15 — καὶ μὲν δή 28,3 32,24 — καὶ γάρ 28,2 30,19 32,26 36,18.21.27 40,1 — v. τε
καίριος comp. 32,23
καίτοι c. ind. praes. 36,22 — c. part. 28,10 40,14
κακία (ὑδάτων) 46,25
κακός (ἴκτερος) 28,6 — n. 28,8 (= βλάβη) 42,10 44,4 σημαίνειν -ά 36,4 παρέχεσθαι -ά 44,12
κακουργεῖν 44,10
καλεῖν (εἰς συμβουλήν) 38,8 — pass. ἡ γεντιανὴ -ουμένη ῥίζα 40,10 τὸ -ούμενον ὕδωρ Στυγός 44,13
καλός adv. (ἔχειν) 24,12 (ἐρωτᾶν) 30,4 (παρακελεύειν) 42,1 (ἐξευρίσκειν) 46,28 — comp. (θεραπεύειν) 24,4 (ἐξευρίσκειν) 32,11
κάμνειν ὁ κάμνων 24,16 26,1 39,12. 15 38,8. 15
καρκίνος pl. (ποτάμιοι) 40,9
καρπός pl. (φύσις) 44,17
κατά (κατ' ante voc., καθ' ante spir. asp.) c. acc. κ. θώρακα 26,4. 13 κ. κοιλίαν 38,27 κ. αὐτὸ τὸ ἕλκος 42,13 κ. μέρος 42,23 κ. ἧπαρ 44,10 κ. μηρούς 44,24 κ. κνήμην 46,1 κ. ὀμφαλόν 46,2 κ. βουβῶνα 46,2 κ. ἑκάστην χώραν 44,21 κ. ἔθνη 44,6 κ. τὸν Σάμιον 42,15 κ. γνώμην 24,6. 12 — κ. ὁρμὴν τὴν οἰκείαν 24,10 κ. τοὺς χυμούς 36,3 — κ. ἀρχάς 28,7.15 κ. τοὺς ὕπνους 34,26
καταγέλαστος sup. 36,22
κατάδηλος 40,27
κατάληψις 36,5
καταμανθάνειν 26,1. 13
καταπίνειν (τὸ ἀηδές) 38,1
κατάρρους ὑπὸ -ου πιέζεσθαι 26,15
κατάστασις pl. (ὡρῶν) 46,24
καταφανής 26,6. 7
κατέχειν pass. 26,9
κάτοχος 26,20
κάτω (ὑπέρχεσθαι) 30,10
κατωτερικός (φάρμακον) 30,10
καῦσις (ἕλκους) 40,6
κελεύειν c. inf. 40,18
κένωσις ἄλλη κ. πᾶσα 34,3 (αἵματος ἀθρόα) 34,25
κεφάλαιος τὸ -ον τῆς γνώμης 46,12
κεφαλή (τραύματα) 32,4 ἅπτεσθαι τῆς -ῆς 42,20 ἐν -ῇ τραύματα 42,9 ἐν -ῇ τραυματίας 42,26 πλήττειν τὴν -ήν 42,21
κεφαλόκλαστος n. pl. 42,24
κίνδυνος c. inf. 40,11 — c. acc. c. inf. 42,12
κινεῖν 36,19 — pass. 44,23
κλίσις (σώματος) 38,13
κλυσμός pl. 46,8
κνήμη 46,1 — pl. 44,24
κοιλία 38,27 — pl. 46,17
κοιμᾶν pass. 34,13
κοινός (ἀρετή) 46,25 (ἰδέα) 46,25 (νόσοι) 40,3
κομίζειν med. (βέλη) 42,2. 3
κοπιᾶν 32,8
κόπος 32,18 — pl. 32,31
κόσμιος 24,10 — adv. 24,11
κρίνειν part. αἱμορραγίαι -ουσαι 28,10 — pass. (νόσος) 34,29
κρίσιμος (ἴκτερος) 28,7 (ἡμέρα) 28,2
κρίσις (ἀνθρώπου) 30,23
κρύπτειν pass. 40,26. 27
κυεῖν part. γυνὴ -οῦσα 40,16
κύστις 44,11
κύων (λυσσῶν) 40,5. 13. 24 ἀπὸ κυνός (ἕλκος) 40,4
κώλυμα pl. 26,18.19
κώφωσις 24,15

λάβρος (αἱμορραγία) 28,9 34,29
λαμβάνειν 30,21
λανθάνειν 40,29

λέγειν 24,13 26,2.7.10 40,23 46,15 λ. πρός τινα 34,20.27 46,22 — pass. pf. εἴρηται 26,17 36,15 42,14 — part. εἰρημένα 44,3
λεπτός (φωνή) 26,3
λεπτότης 38,14
ληθαργικός 26,20
λήθαργος 26,9
λήθη 26,10
λίθος (ἐν νεφροῖς) 44,11 — pl. βάλλειν -οις 42,16
λίμνη 34,19
λόγος (αὐτάρκης) 46,11 σημαίνειν τῷ -ῳ 34,16 ἐν οὐδενὶ -ῳ τίθεσθαι 40,14 -ον ποιεῖσθαί τινος 32,2 εἰς ἕνα ἐλθεῖν -ον 30,12
λόγχη pl. 40,25
λοιπός adv. τὸ -όν 42,24
λούειν med. 44,14
λουτρόν pl. (θερμά) 34,2
λύκιον 40,8
λύπη (ἄκαιρος) 26,6
λύσις (τριταίου πυρετοῦ) 28,16
λυσσᾶν part. κύων -ῶν 40,5. 13

μακρός sup. ἐπὶ μήκιστον 42,24
μαλακία 38,19
μαλακός (τρῖψις) 34,2
μάλιστα 26,6 32,3 36,29 38,9. 15 40,3 42,9. 23 44,24 46,5. 27
μᾶλλον 42,28 bis
μανθάνειν (παρά τινος) 26,19 30,12. 27 46,20 (ἐνθένδε) 24,5 28,17 (ταῦτα) 28,10 (μηδέν) 32,8 (ὡσαύτως) 28,14
μασᾶσθαι (σιτίον) 38,1
μέγας (τομή) 42,22 (βέλη) 42,28 (ὄφελος) 28,4 40,10 42,31 — n. μέγα (δύνασθαι) 24,18 μ. καὶ τόδε 30,18 (διαφέρει) 34,10 — sup. μέγιστον 30,3 τὰ -α 46,22
μέγεθος (νόσου) 28,11 (βέλους) 42,27
μεθαρμόζειν (τὰ παρόντα) 36,18
μέθη ἐπὶ -ῃ (παραφρονεῖν) 32,28 εἰς -ην ἐμβάλλειν 44,15
μειγνύναι pass. 40,17
μελαγχολία 26,4
μελαγχολικός 26,5
μέλας (γλῶσσα) 34,7 (λίμνη) 34,19 -αν ἕδεσθαι 34,7
μελετᾶν 30,21
μέλλειν c. inf. praes. 44,26 — c. inf. fut. 26,9 46,29
μέν exempla: μὲν — δέ 24,10 26,1. 14 28,6. 7. 12 46,23 — τοῦτο μὲν — τοῦτο δέ 32,13 (16) 30,7 (8) — μὲν — μὲν — δέ 24,8 (12) — μὲν — δὲ — δέ 34,23 — μὲν — δὲ — δὲ — δέ 44,12 — μέν (om. δέ) 28,15 — μὲν γάρ 26,5 30,7 34,18 36,15 — μὲν δή 26,17 28,3 32,24 40,15 — μὲν οὖν 26,10 28,17 34,16 40,3 44,5
μέντοι 46,11
μέρος (κεφαλῆς) 42,23
μεσοῦν 34,21
μετά c. acc. μ. τοῦτο 28,6.19 42,19 μετ' οὐ πολύ 42,18
μεταβολή (νοσημάτων) 28,16
μεταξύ μ. λέγων 24,13 μ. καθαίρειν 40,10
μετάστασις 36,10 (πρὸς τὸ ἐναντίον) 24,14
μέχρι μ. δή 44,27
μή ὁ μὴ ὁμόγλωσσος 26,23 τὸ μὴ συγγενὲς νόσημα 36,9 τὸ μὴ προσάρασθαι 36,28 — c. part. 32,23 34,4 36,5.25 40,23 — εἰ μή *nisi* c. opt. praes. 24,16 30,28 36,8.23 38,7 — c. ind. aor. 40,18 — εἰ δὲ μή ellipt. 38,9 40,11 — μή = εἰ μή c. ind. 34,5.7 bis 40,5 42,2
μηδαμῇ 24,9
μηδέ 30,14 32,6 46,29
μηδείς 46,20 — μηδέν 32,8 34,17 36,19 42,10
μήν γε μ. 44,2 — καὶ μ. 36,10
μηρός pl. 44,24
μήτε μ. — μ. 24,9
μηχανᾶσθαι (κένωσιν αἵματος) 34,25 (τὸ πρόσφορον) 40,21
μηχάνωμα pl. 44,1
μικρός (ὄφελος) 36,12 (ἕλκος) 40,7 — adv. 42,5
μνημονικός adv. (ἀποκρίνεσθαι) 24,8
μόνος 40,28 — n. μὴ -ον, — ἀλλὰ καί 38,7 εἰ -ον 46,6
μυδᾶν 44,27
μυρίος pl. -α ἄλλα 46,6

νεῦρον νόσημα ὄφις, ὃ σημαίνει ἑλληνιστὶ ν. 44,23
νεφρός pl. 44,11
νήχεσθαι (ἐν ποταμῷ) 36,1
νομίζειν 24,12
νοσεῖν (ἄρχεσθαι) 28,1. 11. 18 (συμβαίνειν) 32,8 (κατὰ γνώμην) 24,6

(οὕτως) 46,4 — ὁ -ῶν: 24,3. 5 26,17. 19 30,22.28 32,13 36,14. 24 38,7 44,5 — pl. 38,18
νόσημα 36,8 44,22 (ἰδέα) 26,3 — pl. 28,20 36,6 46,18 (ἐπιδήμια) 44,20 (μεταβολή) 28,16 (διάγνωσις) 32,24 (ἰδέα) 46,25
νόσος παροξύνει ἡ ν. 28,15 πλησμονή ἐστιν ἡ ν. 32,15 ἐκρίθη ἡ ν. 34,29 (εἰς ὕδερον ἐτελεύτησε χρονίζουσα) 36,2 (παροῦσα) 24,18 30,3 (συνήθης) 46,3 — διαιτᾶσθαι ἐν τῇ -ῳ 36,16 πάσχειν ἐν τῇ -ῳ 40,16 ἐνίσχεσθαι τῇ -ῳ 46,4 διαγιγνώσκειν τι περὶ τὴν -ον 24,4 26,9 εἰδέναι τὴν -ον 32,17 ψεύδεσθαί τι τῶν περὶ τὴν -ον 38,23 ἔχειν -ον 44,26 — (ἰδέα) 24,7 (διάγνωσις) 28,4 (ὀξύτης καὶ μέγεθος) 28,11 (ἀρχή) 28,17 (χρόνος) 32,21 — pl. 30,25 32,10 ἐρωτᾶν περὶ τὰς ἄλλας -ους 32,3 πολλὰ τῶν ἐν ταῖς -οις ἐξευρίσκειν 32,11 ἐρωτᾶν περὶ τῶν ἐκκρινομένων ἐν ταῖς -οις 34,9 ἀλγήματα ἐπὶ ταῖς -οις γιγνόμενα 38,11 — (προφάσεις) 32,6 κοιναὶ -οι 40,3
νῦν 28,20 38,6 πρότερον — τὰ ν. δέ 36,15
νύξ δι' ὅλης νυκτός 34,19

ξένος ἀφικνεῖσθαι εἰς τὴν -ην 44,7 — pl. οἱ -οι 46,4 — n. ἄτοπα καὶ -α 46,27
ξηρός (γλῶσσα) 34,7

ὁ, ἡ, τό exempla: ὁ μὲν — ὁ δέ 40,5—6 44,11—12 34,1—2 32,31—34,1 — ὁ μέν τις — ὁ δέ 26,1—2 — αἱ μὲν — αἱ δὲ — αἱ δέ τινες — αἱ δὲ — αἱ δέ τινες 44,9—11 — τῷ μὲν τῷ δὲ — καὶ τῷ — οἱ δέ 26,14—15 — εἰ μὲν — ὁ δέ 24,(10)11. (12)13 — pro pron. demonstr. 34, 20. 28
ὅδε 26,8 (e coni.) 30,18 44,26
ὀδυνᾶσθαι 44,26 — part. τὸ -ώμενον 38,15
ὀδύνη -ην ὑποκρίνεσθαι 38,20 — pl. ἀφώνων -αι 38,16
οἰκεῖος (ὁρμή) 24,10 — pl. οἱ -οι 40,15
οἶκτος pl. 38,17 (e. coni.)
οἰμώζειν οἱ ἐν ταῖς τραγῳδίαις -οντες 38,21
οἶνος (ὀσμή) 44,15
οἷος 32,13 34,28 44,8 — οἷα εἴρηται 42,14 — οἷα εἰκός 32,14.17 — adv. οἷον 26,2 (e corr.) 28,5 32,7 44,7
οἷόσπερ 40,16
ὀιστός 40,29
ὅλος (διάγνωσις) 28,3 38,19 (ἴασις) 32,16 (νύξ) 34,19 (στῆθος) 34,22 — adv. 26,11 30,11
ὁμόγλωσσος 26,23 bis
ὅμοιος 38,2 40,4
ὁμολογεῖν 32,12
ὀμφαλός κατ' -όν 46,2
ὅμως 40,22
ὀνινάναι (πρὸ τοῦ κρατίστου sc. σιτίου) 36,31
ὄξος 40,6
ὀξύνειν pass. 38,4
ὀξύς (πυρετός) 34,26 42,12 (φωνή) 26,14 (βέλη) 42,28
ὀξύτης (φωνῆς) 26,13 (νόσου) 28,11
ὅπη ἔσθ' ὅπη 36,31
ὁπηνίκα 28,17
ὁποῖος 44,8 46,18
ὁπόσος 36,11
ὁπότε c. ind. praes. 36,15 — c. opt. praes. 44,26
ὅπως c. ind. 30,7.13 34,13 36,16. 17 38,27 46,16. 18
ὁρᾶν 40,26 42,19 44,25
ὀρθοπνοϊκός 26,14
ὀρθός adv. 36,9 46,29
ὁρμᾶν (εἰς ἔμετον) 30,10
ὁρμή (ἡ οἰκεία) 24,10
ὅς, ἥ, ὅ 24,3 26,7. 10. 18. 21 28,11 30,21 32,1bis. 5 36,5. 14 42,5. 16. 23 44,22. 23 46,14. 15. 16 ἀφ' οὗ 28,1
ὀσμή (οἴνου) 44,15
ὅσος 24,6 30,9 38,11 40,25. 26 44, 16 46,19. 27 — ὅσον c. inf. 34,16 — ὅσον *circiter* 44,23
ὅσπερ 28,22
ὅστις 30,27 36,17 44,6 46,10 (dub. l.)
ὁστισοῦν 30,7. 24
ὀστοῦν, ὀστέον 42,10. 12. 14. 22. 24 44,4
ὅτι c. ind. 32,15. 18 36,24 — c. sup. ὅτι ἥκιστα 26,21
οὐ exempla: εἰ — ἢ οὔ 28,20 34,13 36,21 38,28 — οὐκ ἔστι(ν) 30,27 34,4.16 36,5 40,24 44,20 — litotes οὐ μικρὸν ὄφελος 36,12 οὐχ ὁμοίαν 38,2

οὐδέ *ne — quidem* 34,28 36,21 38,18 42,13 44,15. 20 — οὐκ — οὐδέ 44,2
οὐδείς ἐν -ενὶ λόγῳ τίθεσθαι 34,20 40,13 — οὐδέν 32,2 46,22 οὐ. τῶν τοιούτων 30,11 (ἐπίσημον) 30,25 (τραῦμα) 42,17 — οὐ. ἐοικέναι 32,30 44,18 (e corr.) οὐ. τί που ἀκομψότερον 38,19
οὖν 30,12 40,22 42,19. 30 46,10 — μὲν οὖν 26,10 28,17 34,1. 16 40,3 44,5
οὔπω 34,21
οὐρεῖν pass. 38,4 φάρμακα -ούμενα 30,9
οὔρησις 44,9
οὖρον 40,1 — pl. 34,9 (ὑδατώδη καὶ ὠμά) 30,9
οὔτε οὔτε — οὔτε 30,2 32,2—3 46,11
οὗτος exempla: οὗτος 34,27 38,22 42,17. 21 τούτῳ 30,2 τοῦτον 24,11 τούτων 26,11 — ταύτῃ 40,16 ταύτην 30,14 — τοῦτο 24,18 42,25 ταῦτα 38,5 44,6 — τοῦτο μὲν — τοῦτο δέ 30,7—8 32,12—16
οὕτω(ς) 24,16 26,10 30,14 32,30 38,9 42,15. 25 46,3. 23
ὄφελος (μέγα) 28,4 40,10 (οὐ μικρόν) 36,12
ὄφις (νόσημα) 44,22

πάθημα 40,24
πάθος 32,4
παιδίον 26,22
παλαίειν 34,27
παλαιστής (Μύρων ὁ Ἐφέσιος) 34,18
παλιμβληθείς βέλος -έν 42,30
παλμός 34,22
πάμπαν 46,13
παντάπασι 26,21
παντελῶς 26,16
πάνυ 30,6 36,3 40,7. 29 42,5 44,3 46,28
παρά μανθάνειν, ἐξευρίσκειν, γιγνώσκειν, πυνθάνεσθαι παρά c. gen. (τοῦ νοσοῦντος) 26,18 (τοῦ κάμνοντος) 30,12 (ἑαυτοῦ) 30,27 32,10 36,22 46,20 (τῶν ἐπιχωρίων) 44,19 (τῶν ἐνοικούντων) 46,26 ἔνδειξις π. τῶν συμπτωμάτων 32,20 — c. dat. π. τοῖς δημοτικοῖς 36,23 παρ' ἑκάστοις 44,17
παραιτεῖν 44,1
παρακελεύειν med. 40,14 42,1 46,28
παρακρούειν (σφοδρῶς) 26,19
παρακρουστικός 24,15 42,20 (πυρετός) 42,12 (τρόπος) 26,12 (φάρμακον) 32,28
παραλείπειν 30,14 34,17 36,19 38,25
παράλογος 44,21
παράπαν τὸ π. 42,13
παραπληκτικός (τῇ γλώσσῃ) 26,16
παραπληξία (γλώττης) 26,4
παραφρονεῖν 32,28 40,11 42,19
παρεῖναι οἱ παρόντες 24,17 26,18 30,28 44,5 — ἡ παροῦσα νόσος 24,17 30,2 — τὰ παρόντα 32,12 36,18
παρέχειν (ἐνέργειαν) 38,1. 3 — med. 44,11
παροξύνειν 28,14
παροξυσμός pl. 38,24
πᾶς exempla: (κένωσις) 34,3 (ἄλλο) 32,23 (τὸ συγγενές) 36,9 (τὰ συνήθη) 30,22 πάντα ἐπὶ πᾶσιν 34, 15—16
πάσχειν 28,21 32,14. 17 40,15. 16 42,14
πάχος 44,23
πείθειν -ω ἐμαυτόν 36,3
πεῖρα 26,8 (σαφής) 30,14
πειράζειν 44,19
πελιδνός 34,5. 6
περί c. gen. ἐρωτᾶν π. τινος 26,18 34,8. 13 προπυνθάνεσθαι π. τινος 42,3 πυνθάνεσθαι π. τινος 44,7 εἰδέναι π. τινος 46,18bis εὑρίσκειν π. τινος 46,24 οὐ συγγιγνώσκειν π. τινος 46,21 — c. acc. π. πνεύμονα 26,5 ἐρωτᾶν π. τι 32,3bis 38,28 διαγιγνώσκειν π. τι 24,4 προγιγνώσκεσθαι π. τι 30,23 τὰ π. τὴν νόσον 38,22
περίοδος (κρισίμων) 28,14 (νόσου) 36,10 — pl. (κρισίμων) 28,3 (πόνων) 38,23
περιφερής (βέλη) 42,27
πετροσέλινον 40,9
πέττειν 38,2 — pass. 36,31
πεῦσις pl. -εις ποιεῖσθαι 24,5
πέψις 44,9 — pl. 30,7
πηνίκα 34,12 36,26 38,25
πιέζειν 38,15 — pass. 26,15
πίνειν 30,9 44,13 46,5
πιστεύειν 44,4
πληγή 34,5 42,29 44,2 — pl. 40,22
πλῆθος (σιτίου) 30,21 (ἐκκρινομένων) 34,10

πλησμονή 32,14.15 (e corr.) 34,1 36,29
πλήττειν pass. 42,16. 21 ὁ πληγείς 42,10
πνεύμων 26,5. 22
ποδάγρα 44,16
ποιεῖν med. (πεύσεις) 24,5 (λόγον) 32,2 (εὕρεσιν) 38,7
ποῖος -όν τι 36,26
πόλεμος 40,25
πόλις 46,15
πολλάκις 26,3 34,26 36,27
πολλαχῇ 46,28
πολύς exempla: π. ὁ παράλογος 44,21 — οὐ -ὺ ὕστερον 34,23 40,15 μετ' οὐ -ύ 42,18 -ὺ διαφέρει 40,5 τὰ πολλά 30,14 38,23 πολλὰ μὲν — πολλὰ δέ 40,14—15 — comp. πλέον 36,29
πόμα 30,13 40,8
πονεῖν 24,7 32,16 (ὁ πονήσας) 32,17
πονηρός (δυνάμεις ὑδάτων) 44,10
πόνος 34,2 pl. 34,21. 25 38,17. 23
πορίζειν (ἴαμα) 42,6
πόσος 34,11 36,26
ποτάμιος (καρκίνοι) 40,9
ποταμός (Κάυστρος) 36,1
ποταπός 34,12
ποτέ 42,21
πότιμος (ὕδωρ) 34,19
ποτόν (προσφορά) 32,14
που 38,20
πούς pl. ἀκρατὴς ποδῶν 34,23
πρᾶος adv. (ἀποκρίνεσθαι) 24,10
πρεσβύτης 26,23
πρίν τὰ π. ὄντα 36,19 (e coni.) — c. ind. aor. 34,28 — c. inf. 40,21 — π. ἄν c. coni 40,24 (e corr.)
πρό 28,6 34,25 — πρὸ τοῦ κρατίστου (ὀνινάναι) 36,31
προγιγνώσκειν 30,23 32,5
προειδέναι 42,6
προεκρηγνύναι pass. 28,12
προέρχεσθαι 28,8
προθυμία 42,29
πρόθυμος (εἴς τι) 46,7
προκύπτειν 44,26
προπυνθάνεσθαι 42,4
πρόρρησις 36,12
πρός exempla: c. acc. μετάστασις π. τὸ ἐναντίον 24,15 ἄγειν π. τοὺς πόνους 34,21 λέγειν π. τινα 34,20. 27 46,22 φύσις π. ἕκαστα 30,5 ἐθισμὸς π. ἕκαστα 32,21 — c. inf. 30,3 36,18. 19 bis
προσάγειν (θεραπείαν) 32,18
προσαγωγή 40,7
προσαίρειν med. 30,20 34,12 36,21. 26. 28 bis
προσανερωτᾶν (παρόντας) 24,16
πρόσαρμα pl. 34,11
προσγίγνεσθαι 26,8
προσδοκᾶν 26,11
πρόσθεν 24,17
προσφέρειν (φάρμακα) 36,16
προσφορά (σίτου) 32,14
πρόσφορος μηχανᾶσθαι τὸ -ον 49,22 — adv. 30,1
πρότερος adv. -ον 28,20 36,15
πρόφασις pl. ἡγούμεναι -σεις 32,6
προφέρειν 46,21 (e corr.)
πρῶτος (χρόνος) 28,4 (ἡμέρα) 28, 10 — adv. -ον 24,4 26,17 28,1 38,6
πτύελον 34,9
πυνθάνεσθαι 36,11 44,18 — c. gen. 30,15. 28 36,24 — c. acc. 38,25 — (περί τινος) 44,7 — π., εἰ c. ind. 46,2
πυρέσσειν 44,27
πυρετός 28,6 (ὀξύς) 34,26 42,12 — pl. 26,11 34,6
πυρετώδης (νόσος) 40,3
πως 32,25 38,5. 18

ῥᾴδιος adv. 40,1 — comp. ῥᾷον 26,12 30,4 32,12 36,31 40,22
ῥαθυμία 30,24
ῥῆγμα (ὀστοῦ) 42,12
ῥηγνύναι pass. ἐρρωγός (ὀστοῦν) 42,23
ῥήσσειν 42,28
ῥίζα (γεντιανή) 40,10
ῥίπτασμα 38,13
ῥίς inf. ἀπὸ ῥινῶν στάξεις 28,8 αἱμορραγία ἐκ ῥινῶν 34,29
ῥώμη ῥ. καὶ ἀσθένεια 24,7 26,1 36,26
ῥωννύναι 36,29 — pass. 36,28

σάρξ 44,24
σαφής (πεῖρα) 30,14 (γνώμη) 46,10 — adv. (διαγιγνώσκειν) 26,8 (γιγνώσκειν) 32,14 — comp. (ἐξευρίσκειν) 32,11
σημαίνειν 28,5 36,4 46,11 (πάθος) 32,4 (θάνατον) 34,6 (τῷ λόγῳ) 34,16 — (ἑλληνιστί) 44,22 — pass. 24,16
σημεῖον pl. 32,4. 9 34,4 40,23 44,3
σιτίον 30,13 36,21 42,11 — pl. 30,19 36,30

σῖτος (προσφορά) 32,14
σκευασία (σιτίου) 30,21
σκληρότης (βέλους) 42,27
σκοπεῖν med. σ., ὅπως c. ind. 30,7
σκόρδιον 40,9
σόφισμα 46,27
σοφός (γυμναστής) 34,24
σπᾶν pass. 40,11
σπασμός pl. 26,11
σπλήν 44,10
σπόγγος 40,6
στάξις pl. (ἀπὸ ῥινῶν) 28,9
στέναγμα 38,13
στερεός (βέλη) 42,28
στῆθος (παλμός) 34,22
στρατιώτης pl. 42,1
σύ 24,12 38,14
συγγενής (νόσημα) 36,6. 9. 10
συγγιγνώσκειν (τινί) = ὁμολογεῖν 46,22
συλλογίζεσθαι (ἔκ τινος) 34,15 38,17
συμβαίνειν 44,3 — impers. 32,8 — part. τὰ -οντα 30,15 τὸ συμβεβηκός 26,2 28,20
συμβουλή 38,8
σύμπας 26,12 36,17 46,11 — adv. τὸ -αν 30,17
συμπίπτειν 32,9 36,11
σύμπτωμα pl. 28,5 32,12. 20 36,11 40,21
συμφέρειν impers. -ει (πρός τι) 28,2 — c. dat. 34,1 — συμφέρον 26,21 38,10
σύν 40,28
συνεχής adv. 42,20
συνήθης (νόσημα) 28,19 (νόσος) 46,3 (σιτίον) 30,19.22 — adv. (ἔχειν) 34,14
συνιστάναι pass. (νοσήματα) 32,25
συντεκμαίρεσθαι 38,12
συντρίβειν pass. (ὀστοῦν) 42,22
συρμαϊσμός pl. 46,8
σύστασις (ἐκκρινομένων) 34,11 (e coni.)
σφάλλειν pass. (γλώττῃ) 24,9
σφενδόνη 42,32
σφοδρός adv. 26,19
σχῆμα (βέλους) 42,26
σχολή adv. -ῇ τε καὶ ἐν χρόνῳ 28,13
σῶμα 36,3 44,25 (φύσις) 46,24 (κλίσις) 38,13
σώφρων 38,21

ταλαιπωρία 32,31
τάξις εἰς -ιν ἱδρύειν 28,15
τάττειν pass. pf. adv. τεταγμένως 28,14
τάχα 42,6
ταχύς adv. διὰ -έων 40,18 -έως 28,12
τε exempla: τε καί 28,13.16 40,4 46,12. 25 — τε — καί 26,3 32,4 34,16 42,20 — τε καὶ -καί 34,9 46,8 — τε — καὶ — καί 34,22 42,26—27 — τε — καὶ — καὶ — καί 30,23—24 — τε — καὶ — καὶ — καὶ — καί 24,6—7. 8—9 46,23—25 — τε — καὶ — καὶ — καὶ — καὶ — καὶ — καὶ — καὶ — καὶ — καί 40,6—10 — ἤν τε — ⟨ἤν τε⟩ 38,14
τεκμαίρεσθαι 36,27
τέκμαρσις 40,23
τελευτᾶν (εἰς ὕδερον) 36,1
τέλος 44,2
τέμνειν 42,23
τεταρταῖος (στάξεις ἀπὸ ῥινῶν) 28,9 (αἱμορραγίαι) 28,9
τέχνη 32,23 46,15. 19
τήρησις (τοῦ ἕλκους) 40,7
τιθέναι med. (ἐν οὐδενὶ λόγῳ) 34,20 40,14
τίκτειν (λίθον ἐν νεφροῖς) 44,11
τίς τίνα ἰδέαν 24,7 (e corr.) τίνα τόπον 24,7 (e corr.) τί 36,6. 30
τις exempla: ὁ μέν τις — ὁ δέ 26,1 αὐτόν τινα τὸν νοσοῦντα 26,17 σοφοῦ του γυμναστοῦ 34,24 (e corr.) — adv. οἷόν τι 34,28 ποιόν τι 36,26 οὐδέν τί που 38,20 v. ind. nom.
τιτρώσκειν 42,5. 28. 30 — pass. 40,25
τοιόσδε 34,8. 19
τοιοῦτος 30,11 32,20 34,17 36,20 38,16
τοιουτότροπος 46,6
τόκος pl. 46,19
τομή (μεγάλη) 42,23
τόξευμα pl. 40,25 42,1. 4
τόπος (σώματος) 24,7
τοσόσδε 34,3
τοσοῦτος 28,18
τραγῳδία pl. ἐν ταῖς -αις οἰμώζειν 38,20
τραῦμα 42,17 — pl. (τῆς κεφαλῆς) 32,3 (ἐν κεφαλῇ) 42,9
τραυματίας 42,7.26
τραχύς comp. (φωνή) 26,15
τραχύτης (φωνῆς) 26,14
τρέμειν 32,26.27
τρίμηνος γυνὴ τ. κυοῦσα 40,16
τριταῖος (πυρετός) 28,16
τρῖψις 34,2
τρομώδης 42,20 (γλῶσσαι) 24,14

τρόπος (ἀρχαῖος) 24,15 (παρακρουστικός) 26,12 -ῳ τῷ αὐτῷ 30,6 40,19 ᾧ -ῳ 30,21 (θεραπείας) 32,30 (διαίτης) 36,14 46,24
τρυφή 38,19
τυγχάνειν (τινός) 34,24 — c. part. 40,5. 27

ὑγιαίνειν 24,6 30,22. 25 34,18 36,15
ὑγιής 42,18
ὑδατώδης (οὖρα καὶ διαχωρήματα) 28,7
ὕδερος 36,1
ὕδωρ (πότιμον) 34,19 (ἐν Λεοντίνοις) 44,12 (τὸ καλούμενον Στυγός) 44,13 δεῖσαι τὸ ὕ. 40,12. 17 — pl. 44,7 46,16 (ἕτεραι φύσεις) 44,17 (ἀρετή) 46,24
ὑπάγειν (γαστέρα) 44,9
ὑπάρχειν 46,27
ὑπεῖναι (ἀκίς) 40,29
ὑπέρ c. gen. 26,22. 23 bis 36,15 46,30
ὑπερβάλλειν 32,13
ὑπέρχεσθαι (κάτω) 30,10
ὑπισχνεῖσθαι c. inf. 46,19
ὕπνος 34,1.14 — pl. 34,14 κατὰ τοὺς -ους 34,27
ὑπό c. gen. 26,15 28,21 32,27 34,1 40,13 — c. acc. ὑ. τὸ δέρμα κρύπτειν 40,26
ὑποβάλλειν (τὸ κεφάλαιον) 46,12
ὑποκρίνεσθαι (ὀδύνας) 38,20
ὑπόκωφος 24,17
ὑπολαμβάνειν pass. c. acc. c. inf. 36,9
ὑπομιμνῄσκειν 34,17
ὕποπτος 34,8 — comp. 28,8
ὑπορρηγνύναι pass. (ὀστέον) 42,14
ὑποτιθέναι med. c. inf. 24,5
ὕστερον adv. 28,10. 15 34,23 40,15 42,11

φαίνειν pass. 28,12 34,18 36,18
φάναι 28,18 32,13. 16 36,7. 22 42, 21. 22 46,14
φανερός -ὸν κακόν 42,10 (τραῦμα) 42,17
φάρμακον (παρακρουστικόν) 32,28 (ἔναιμον) 40,6 -ου πεῖρα 30,13 (ἴαμα) 42,6 — pl. -α, οἷς ἀποκτείνουσι 42,5 (δριμέα) 40,7 (πίνειν) 30,9 (προσφέρειν) 36,16
φάσκειν 32,2 46,3
φάσμα pl. 34,14
φαῦλος (ἐρώτημα) 36,7
φέρειν (τοξεύματα ἐμπεπηγότα) 42,1
φθέγγεσθαι 26,21
φθέγμα ἱκανὸς τῷ -ατι 26,2
φθείρειν med. 38,5
φθίνειν 26,14
φιλοπότης pl. 46,17 (e corr.)
φλέγμα 42,11
φόβος 32,27
φύειν pass. 30,6
φυλάσσειν (περιόδους) 28,3
φύσις 30,19 (πρὸς ἕκαστα) 30,5 (ἐξαίρετος) 32,22 (σώματος) 46,24 — pl. (ἕτεραι) 44,17 — φύσει 24,11
φωνή (λεπτή) 26,3 (ὀξεῖα) 26,14 (ὀξύτης καὶ τραχύτης) 26,13

χαλεπός 28,9 30,2 — comp. 32,25. 27 — adv. 40,2 — sup. -ώτατα 30,1
χείρ βέλη ἐκ χειρός 42,32 — pl. ἀκρατῆς -ρῶν 34,23 (ἅψις) 38,14 χερσὶν ἅπτεσθαι 42,23
χολή 42,11
χορδή πάχος ὅσον χ. 44,23
χρεία 38,27
χρή c. inf. 24,3. 12. 16 26,17. 18 30,12 36,11 38,18. 21 42,9. 26 44,3. 7. 18
χρῄζειν c. gen. 46,26
χρῆμα 30,7
χρῆσθαι 36,14
χρήσιμος -ον c. inf. 36,20
χρηστός adv. 28,18
χρίειν (βέλη) 42,5
χρῖσμα (βέλους) 42,4
χροιά 38,14 (ἐκκρινομένων) 34,11
χρονίζειν νόσος -ουσα 36,2
χρόνος 32,21 46,11 (πρῶτος) 28, 1. 4 — ἐν -ῳ *paulatim* 28,13 — *in tempore* 44,19 — pl. (ἀνίδρυτοι) 28,5
χυμός pl. 36,3
χώρα καθ' ἑκάστην -αν 44,21

ψεύδειν med. 38,22
ψύχειν pass. 32,8
ψῦχος 32,26

ὧδε adv. 42,9
ὠμός (οὖρα καὶ διαχωρήματα) 28,8
ὥρα (ἔτους) 34,5 — pl. 46,16 (καταστάσεις) 46,23

ὡς c. ind. aor. (temp.) 42,19 — c. ind. aor. (caus.) 38,19 — ὡς ἄν c. opt. praes. (fin.) 42,2 — c. inf. 28,22 — c. part. 34,15 46,21 — ὡς = οἷον 28,8 — ὡς εἴρηται 26,17 ὡς ἐπίπαν 44,18
ὡσαύτως 28,14. 22 34,8 40,1
ὥσπερ 26,21 36,25 42,24 44,24. 27 46,8
ὥστε c. ind. praes. 30,28 40,17 ὥ. ἐρωτητέον 34,4 — ὥ. ἄν c. opt. praes. 38,6. 16 44,1 — c. inf. 30,11

Bei Fragen zur Produktsicherheit wenden Sie sich bitte an:
If you have any questions regarding product safety,
please contact:

Walter de Gruyter GmbH
Genthiner Straße 13
10785 Berlin
productsafety@degruyterbrill.com